Accessing the Healing Power of the Vagus Nerve:
Self-Help Exercises for Anxiety, Depression, Trauma, and Autism

学会自愈

焦虑、抑郁、创伤和孤独症的自助训练

[美] 斯坦利 · 罗森伯格 Stanley Rosenberg ———— 著

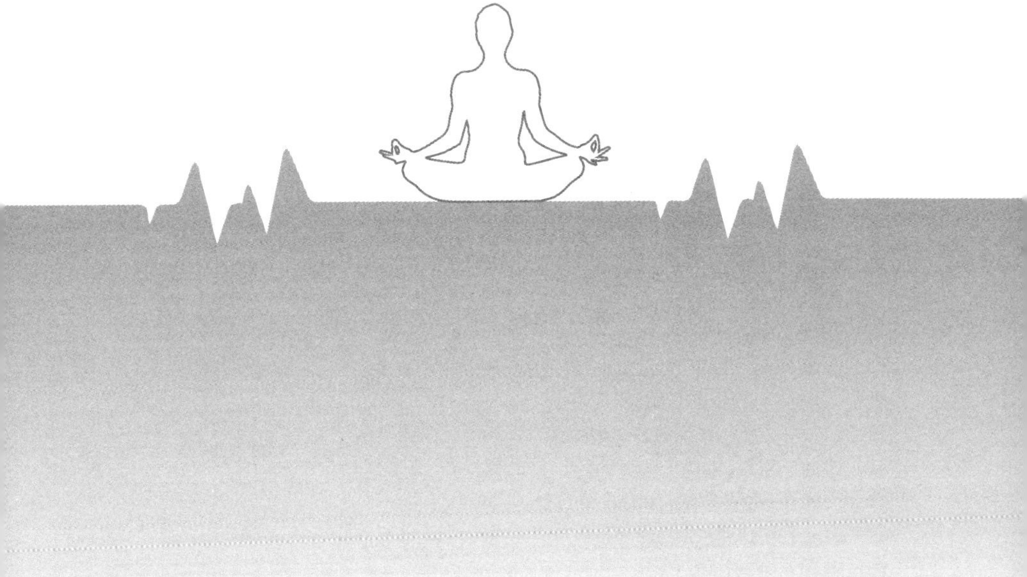

中国青年出版社
CHINA YOUTH PRESS
中青文传媒

图书在版编目（CIP）数据

学会自愈：焦虑、抑郁、创伤和孤独症的自助训练 /（美）斯坦利·罗森伯格著；彭相珍译. —北京：中国青年出版社，2022.4

书名原文：ACCESSING THE HEALING POWER OF THE VAGUS NERVE: SELF-HELP EXERCISES FOR ANXIETY, DEPRESSION, TRAUMA, AND AUTISM

ISBN 978-7-5153-6562-6

Ⅰ. ①学… Ⅱ. ①斯… ②彭… Ⅲ. ①迷走神经－精神疗法 Ⅳ. ①R749.055

中国版本图书馆 CIP 数据核字（2022）第022995号

学会自愈：
焦虑、抑郁、创伤和孤独症的自助训练

作　　者：〔美〕斯坦利·罗森伯格
译　　者：彭相珍
策划编辑：刘　吉
责任编辑：肖　佳
美术编辑：佟雪莹
出　　版：中国青年出版社
发　　行：北京中青文文化传媒有限公司
电　　话：010-65511270 / 65516873
公司网址：www.cyb.com.cn
购书网址：zqwts.tmall.com
印　　刷：大厂回族自治县益利印刷有限公司
版　　次：2022年4月第1版
印　　次：2022年4月第1次印刷
开　　本：880 × 1230　　1 / 32
字　　数：150千字
印　　张：9.5 + 16页彩插
京权图字：01-2020-1792
书　　号：ISBN 978-7-5153-6562-6
定　　价：69.00元

献给琳达·索尔伯格

CONTENTS

目 录

FOREWORD BY STEPHEN PORGES, PHD

史蒂芬·伯格斯博士推荐序

我与斯坦利相识于2002年6月，当时在巴尔的摩举办的美国身体心理治疗协会的会议邀请我前去发言。在演讲的前一天晚上，吉姆·奥什曼发信息给我，询问他和斯坦利能否参加会议。吉姆表示，之所以这样做是因为他觉得我或许会很乐意认识斯坦利，并了解后者的研究成果。演讲结束后，斯坦利说他希望找到客观的测量方法，比如研究心率变异性等，以验证他正在开展的临床工作。

这激发了我的好奇心，我想进一步地了解他的工作、方法以及他对测量迷走神经的功能感兴趣的原因。我向他提起自己患有多年脊椎骨错位症（一节脊椎骨前移）的情况。他很随意地回答说："我可以治好。"我问他治好需要多长时间，他表示10秒到15秒。当时我根本想不出他能在10秒到15秒内做什么！哪怕他接受了罗尔夫疗法和颅骶骨技术方面的训练，我认为治疗至少也需要几个疗程。我自己与骨科专家打交道的病史，也让我好奇所谓的躯体疗法是否有效。而短短几秒钟就能搞定脊椎前移的说法，已经超出了我的理解能力。

我的问题被诊断为腰椎和骶椎交界处的下脊柱滑脱。骨节的滑移引发了腰部疼痛，可能会逐渐恶化，最终需要进行手术。骨外科医生所作出的诊断，让我无比恐惧手术治疗的方案，也促使我去寻找有效的物理治疗方法。学完物理治疗之后，我又去找了一位运动内科医生看诊，他给我开了一个背负式支架来限制错位腰椎的活动能力。这些健康护理专家给出了两种相互矛盾的治疗指示：内科医生建议我固定住自己的下背部；而物理治疗师则鼓励我活动身体，锻炼灵活性。当见到斯坦利的时候，我还不知道到底要如何治疗自己的病情，才能避免手术，减轻病症。

当斯坦利慷慨地表示能够“治好”的时候，我非常乐意尝试这种可能性。斯坦利让我将双手放在膝盖上，放松身体并保持脊柱相对水平的状态。然后，他用双手的手指，朝着相反的方向，轻松地将脊椎骨上方前移的组织复位了。在他的操作下，椎骨几乎是毫不费力地回到了正确的位置。15年来，我一直在使用斯坦利传授的手法，成功地减轻了腰部的疼痛。

我明白了斯坦利的诊疗思路。通过躯体的控制，轻轻地移动错位骨节的上层组织，让身体得以放松。而这种放松的姿态，能够重组支撑脊柱的神经肌肉调节，使得错位的椎体能够缓缓地落回正确的位置。因此，斯坦利通过向神经肌肉系统传递安全的信号，使系统立即从试图保护下层脊柱的脆弱性的防御性收缩状态，转为安全状态。在这种状态下，轻轻的推拉，就能使错位的椎骨找回它的本来位置。

斯坦利的方法证实，安全感除了通过头部和脸部的肌肉体现在社会参与系统中，通过腹部的迷走神经体现在内脏中，还会体现在整个身体上。在人体解剖学中，安全感表现为防御性的降低。因此，当身体感知到安全时，躯体结构就可以自我调整，以实现健康、生长和恢复。实际上，斯坦利的躯体诊疗工作的理论基础是，当神经系统处于安全状态时会表现出欢迎触碰的特点，我们可以借此调整身体结构，优化自主神经的功能。

从我们的初次会面可以看出斯坦利工作的实质和出色的能力，以及他对减轻患者痛苦和折磨的热诚。他富有同情心，总是通过温和的躯体调节使患者的身体进入安全状态。同时，斯坦利对人体综合系统有很强的直观理解能力。

我和斯坦利现在已经是相交15年的老友。在多次互动中，我们讨论了他的按摩如何改变人体的自主防御状态，进而促进健康、成长和恢复。正如这本书所传达的那样，他将多重迷走神经理论的特点与颅骶骨疗法和其他躯体疗法的特点，巧妙地结合在了一起。他是通过多重迷走神经理论的主要原理（当处于安全状态时，躯体的结构会乐于接受触摸和理疗按摩）做到这一点的。根据多重迷走神经理论，身体包括骨骼肌的神经调节，在安全状态时，会呈现完全不同的功能状态。在安全状态下，腹侧迷走神经通路能够协调自主神经系统，且自主神经系统的防御功能受到制约，身体不仅对发声和面部表情等社会参与行为持欢迎态度，而且欢迎外界的触碰。斯坦利之所以能够取得临床诊疗的成功，是因为他能够通过与患者的社会参与系统之间的相互作用，来连接和共同调节患者的身体状态，并传达出信任和关注的信号，触发腹侧迷走神经回路的有益属性，通过放松全身的防御，达到有利于发挥物理治疗的最大效用的全身的安全状态，最终实现身心的良性调节。

斯坦利并不是一个仅受训于某个专门学科的传统治疗师。他接受了跨领域和跨学科的训练，其方法更符合治疗师的传统。因为治疗师的目的是确保身体能够自愈，而斯坦利就扮演着这样的角色。他与病患一起共同调节患者的身体，使他们能够通过身体自身的机制来治愈，并赋予他们力量。他对多重迷走神经理论的兴趣，来自他对身体隐喻的理解，即当身体结构呈现安全状态时，身体就可以作为治疗的平台。

本书是斯坦利个人对迷走神经通路在治疗过程中所发挥的作用的洞察力和欣赏的总结。通过让身体平静下来，让身体欢迎触摸，迷走神经能够发挥巨大的治愈效果。通过对这一综合过程的直观理解，斯坦利开发了一套确保身体呈现安全状态的操作，让身体得以重新调整神经系统，从而优化行为、心理健康和生理的平衡。

作为一名科学家，我体验世界的方式与治疗师不同。而作为一个治疗师，斯坦利也不会像科学家那样体验这个世界。然而，斯坦利的天赋在于，他有能力整合科学中隐含的信息，并以直观的、有见地的、有洞察力的、有帮助的方式，将其应用到临床治疗上。在复杂的医疗环境中，斯坦利作为一个创造性的治疗师，其贡献是独一无二的。幸运的是，他强大的洞察力、隐喻和治疗模式，在本书中得到了很好的表述和传递。

史蒂芬·W. 伯格斯博士

金赛研究所杰出的大学科学家

FOREWORD BY BENJAMIN SHIELD，PHD

本杰明·希尔德博士推荐序

人生最难得的莫过于需求得到了最高效的满足，而我们现在就拥有这样难得一遇的机会。斯坦利·罗森伯格的这本著作，为读者提供了治疗一些最复杂疾病的工具和指南。

以其近半个世纪的临床经验、培训和教学经验为基础，斯坦利提出了这一全新的身体诊疗思想潮流。本书提供了关于身体和情绪问题的病因，为何无法通过传统的方法治愈的原因，以及解决这些问题的有效方法。

身体的健康状况，取决于一个功能性和适应性的神经系统。而迷走神经，则是决定人体适应能力，尤其是抗压能力的核心。这一套源自颅骨的神经系统，与我们的整个身体和神经系统融为一体。迷走神经对我们生活的方方面面都起着核心作用。它既可以为我们提供深层的放松，也可以让人体对生死攸关的情况即时做出反应。它既是诱发无数疾病的原因，也是无数疾病的解决之道。此外，迷走神经还能为我们提供与他人和环境所需的深度个人联系。

我有幸认识斯坦利超过35年。我曾与他一起学习，也曾向他学习，并共同为罗森伯格学院授课。据我所知，没有其他的实践者比他更有资格将本书中所介绍的所有基本要素成书付梓。

本书揭开了慢性疾病的神秘面纱。市面上已经有很多出版的书籍解释了这些病症，但没有一本能如此成功地深入研究这些病症是如何发生，及其为什么会发生的根本原因。

无论是对于治疗师、患者，还是希望了解更多关于自己和他人的知识的读者，本书是一本必读的书。为此我们要感谢斯坦利·罗森伯格，是他将自己几十年的洞察力编织成了一部引人入胜、令人难忘的作品。

本杰明·希尔德博士

PREFACE

前　言

我叫斯坦利·罗森伯格，是在美国出生的身体治疗师，现居丹麦。这本书提出了一种新的治疗方法，基于我作为一个身体治疗师的临床经验，并借鉴了自主神经系统功能的全新理解的框架——多重迷走神经理论，该理论由史蒂芬·伯格斯博士提出。

自主神经系统不仅调节人体的内脏器官（胃、肺、心脏、肝脏等）的运作，而且与人的情绪状态密切相关，直接影响人类的行为。因此，自主神经系统的正常工作，对保持情绪以及身体的健康和幸福至关重要。伯格斯博士的多重迷走神经理论的框架，让我在慢性阻塞性肺病、偏头痛和自闭症等健康问题上取得了积极的治疗成果。

我从事各种形式的身体治疗已经超过45年了。我在1962年毕业于斯沃斯莫尔学院，主修英语文学、哲学和历史，并参加了密集的荣誉项目。当我去参加大学同学聚会时，我发现朋友们大多都成了大学教授、医生、律师、心理学家等专业人士，而我是班上250名学生中唯一的身体治疗师。

台前幕后：表演的哲学

在斯沃斯莫尔大学期间，我对戏剧，尤其是日本戏剧产生了兴趣。这促使我选择前往夏威夷大学攻读戏剧研究生课程，在那里我们演出了来自日本、中国、印度和泰国的戏剧。两年后，我离开了夏威夷迷人的沙滩，和其他有志于戏剧事业的年轻人一起，来到了曼哈顿下东区拥挤、肮脏、嘈杂的街道。

我时不时地给拉玛玛实验剧场的制片人艾伦·斯图尔特帮忙。他经营了一个颇受欢迎的外外百老汇剧院，为有抱负的演员和导演提供演出由那些怀才不遇的剧作家创作的新剧目的平台。我不知道是自己运气好还是纯粹的特别会找人，总而言之我很幸运地被艾伦收留在她的麾下。在跟着艾伦和一个小剧团在欧洲巡回演出后，艾伦坚持要我去丹麦的实验性小剧场——奥丁剧场尝试毛遂自荐。

在艾伦的推荐下，我最终成为奥丁剧院的导演尤金尼奥·巴尔巴的助手。巴尔巴希望演员们在表演的每一个细节上都能创造出新的东西。有一次，巴尔巴和他的演员们花了两天的时间排练一个小场景，尝试了各种不同的舞台造型、富有表现力的肢体动作和不同寻常的语言表达模式，但最终的成品，在剧中展现的时间只有短短的90秒。

巴尔巴曾在耶日·格洛托夫斯基执导的波兰剧院接受过3年的助理导演培训。当时的格洛托夫斯基，因尝试了一些世界上最精彩的戏剧表演形式而享有盛誉，他既是一位创新的戏剧导演，也是一位研究精神、身体和情感过程之间的互动和联系的理论家。格洛托夫斯基的演员们，探索了剧中人物在生活的极端时刻的身体和情感方面的表现。他们进入了一个介于现实和幻想之间的世界，探索由创伤性经历引发的半梦境状态。

在担任格洛托夫斯基的助手3年后，巴尔巴还前往印度学习了一年，学习古典的卡塔卡利舞剧。这种舞剧使用了非凡的造型表现形式，包括面具、服装、化妆和频繁使用哑剧等。为了达到这种艺术的肢体动作和脚法所需的高度灵活性和肌肉控制力，卡塔卡利舞者要经过艰苦的训练。为了帮助他们应对这些挑战并达到表演所需的柔韧性，他们还会接受身体按摩。

所有这些经历都影响了巴尔巴对奥丁剧院的规划。我在那里经历的表演训练，起源于格洛托夫斯基的作品，包括杂技、瑜伽和自由动作即兴表演。我在奥丁剧院待了一年，参加了声音、动作、情感表达等日常训练。

格洛托夫斯基在《原则声明》中写道："那么最主要的一点是，一个演员不应该试图掌握任何一种所谓的表演秘诀，也不应该设定所谓的'演技库'。这里不是收集各种表演方式的地方。"我在奥丁剧院接触到的这一理念，塑造了我后半生做任何事情的方法，包括对身体疗法的学习和探索。

例如，在声乐训练中，我们不会用别人写的旋律和文字来吟唱，也不会试图模仿别人唱的东西，而是在自己的想象中探索一个全新的声音世界——用我们从未听过的声音来表达。这可能需要几个小时、几天，有时是一个星期或更多的时间，直到我觉得自己成功地发出了想象中的声音——并且没有人可以判断我是否发出了"正确的"声音。在发出这个声音之后，我不会再重复使用它。我会继续努力尝试找到下一个出现在想象中的声音，并努力去表达这个声音。

我将同样的方法，应用到身体疗法的工作上。亚连·吉欣，在颅骶疗法、内脏按摩和骨科技术方面的主要指导者和导师，曾经说过类似于我在奥丁剧院学到的东西。“技术的学习，是为了让你理解和掌握背后的原理，等你掌握了这些原理，你自然就会创造出独有的技术。”他还不断地强调一个原则：“测试、治疗，然后再测试。”

太极拳

身体疗法自然而然地成为演员指导和教学工作的一部分。作为他们的教师和导演，我经常逼迫演员们踏出他们的舒适区，超越常规的动作和声音表达的限制。比如，我们会充分融入哑剧和杂技的元素。在这个过程中，我发现了一本关于指压按摩的小书，并进而将指压按摩作为训练的一部分，确保演员们的身体能够更好地运动。

当我在纽约探索实验剧场的世界时，我也向杨志成学习了太极拳。他是20世纪最伟大的太极宗师郑曼青教授的学生和翻译。太极是了解身体自然运动方式的最佳来源。每天打太极实际上是认识自我的最佳方式，类似于其他文化传统中探索更深层次思维的冥想练习。

太极拳的动作是绵延不绝的，强调以柔克刚，与空手道等强调“硬”风格的自卫术相反。后者的动作都强调直线出击，快速的、明确的收发点。而太极拳作为一门武术，其目的不是要变得比对手更强、更快，而是要利用自己的身体意识、柔韧性和感觉，找到对手的弱点，然后“借力打力”，利用对手自身的力量将其击败。

太极拳追求的是“一力拨千斤”。这个概念已经成为我的身体治疗中不可或缺的一部分。有些人在做按摩和身体治疗时，会用力推拉患者的身体，以期达到深层次的接触。相较之下，我更倾向于找到准确穴位和准确角度进行推拿，聚焦发力点，然后用最小的力量，让身体自我释放。因此，我在身体治疗过程中，经常使用的力度不超过几克。

罗尔夫疗法及其原理

在纽约待了5年后，我搬回丹麦，并在国家戏剧学校教了一年的表演。作为一个没有任何本土人脉关系的外国人，想要在丹麦的戏剧界闯出一片天地比我想象的要更艰难。于是我决定放弃戏剧界的工作，靠教太极拳和做身体治疗来维持生计。

在丹麦，我不断听到关于罗尔夫疗法的消息。这是一种由伊达・罗尔夫创造的身体疗法，在当时被誉为身体疗法的黄金标准（罗尔夫疗法是一种“身体塑性”的治疗方法，是一套肌肉组织按摩手法的总称，其目标是帮助患者拥有更好的姿势、呼吸和运动）。

在奥丁剧院的声乐训练中，我在与德国的罗尔夫大师齐格弗里德・利比希的讨论中，萌生了从内而外的身心调理概念。当他提到“用意念工作”是伊达・罗尔夫疗法的一个重要元素时，我决定跟他学习十次的罗尔夫系列课程。这些课程给我带来了深远的影响，并促使我自主学习罗尔夫疗法。后来，我成为丹麦最早的三名罗尔夫疗法师之一。现在，我已经实践这种身体疗法超过30年了。

在戏剧中，演员们通常是以身体紧张感来进行表演，并体现角色的感受和情绪，但在罗尔夫疗法中，工作的原理恰好相反。我们的目标，是通过释放典型的身体特征和习惯性的情绪模式，因为它们限制了患者的表达和动作，并因此导致疼痛和不适。我们的重点是平衡身体结缔组织中的张力，而不是仅仅“放松”肌肉（这是普通身体治疗方法的效果）。这能够赋予患者全新的运动方式，以及情绪层面更大的灵活性。借此，演员们可以将自己从以往限制了他们自由表达的老套限制中解放出来，向着更有创造力和更真实的自己迈进。

罗尔夫疗法不仅强调指压按摩，还要求理疗师学会解读身体的信号。动作和姿势分析是其重要的训练内容，其他的身体治疗方式还没有开始涉及。罗尔夫会问：“身体的哪个部位失去了平衡？在一个动作中，肢体哪个部分的流动被打破了？需要做什么才能使其恢复到正常状态？”

在我实践了几年罗尔夫疗法后，我开始听到其他的罗尔夫治疗者谈论颅骶疗法这一身体治疗的全新领域。于是我继续进入这个新领域学习，并学习了其他形式的整骨疗法技术，包括内脏按摩和关节调理。在接下来的25年时间里，我不断向行业最顶尖的理疗师学习，并且每年至少参加30天的高级课程和培训。

在丹麦，在超过45年的时间里，作为一名身体治疗师，我的技能得到了逐步的发展。我现在已经70多岁了，我认为在丹麦的职业生涯的发展，比在美国要慢，因为美国的经济机会更多，更有诱惑力，所以很多成功的治疗师都离开了本行，转而从事其他更有利可图的工作。此外，我相信，哪些疗法是“流行的”而哪些疗法是“过时的”，这种变化的节奏在美国会比丹麦快。所以，我有幸能够在丹麦慢慢地按照自己的节奏发展。亚连·吉欣，我的颅骶治疗法的老师，曾经表示，要成为一个成熟的身体理疗师，并不意味着掌握“特定的”知识，而是“学习如何通过指压按摩去解决身体的问题”。他说，一个身体治疗师在进行了一万次的治疗后，才开始获得法国人所说的“专业技能”。我对自己的印象是，尽管我是美国人，但经过大师们的锤炼，逐渐成为一个旧世界的欧洲工匠。我有时间去学习、去实践、去培养技能。我有幸能够不断地用自己的双手，去触摸更高的境界、敏锐度和创造力。

当我见到史蒂芬·伯格斯的时候，我已经具备了前述所有的认知和条件，并被他对自主神经系统如何运作的全新解释所震撼——而我将在本书的后面部分详述。

INTRODUCTION: THE AUTONOMIC NERVOUS SYSTEM

自主神经系统简介

发现是一个准备充分的头脑，遇上了偶然的事件。

——圣捷尔吉·阿尔伯特

匈牙利裔生物化学家，因发现维生素C而获得诺贝尔奖

如果没有正确的地图，无论你开多久的车都无法到达你想去的地方。

——斯坦利·罗森伯格

我从事各类身体疗法实践已逾30年。但我最终意识到，自己选错了实践的方向。因此，当接触到史蒂芬·伯格斯的多重迷走神经理论时，他的理论拓展了我对自主神经系统功能的理解，让我拥有了一幅更好的地图。

自主神经系统是人体神经系统的一个重要组成部分，负责监测和调节内脏器官——心、肺、肝、胆、胃、肠、肾和性器官的活动。这些器官的问题都可能是由自主神经系统的功能失调引起的。

在多重迷走神经理论提出之前，人们普遍认为，自主神经系统的功能只有两种状态：应激反应和放松状态。应激反应是一种生存防御机制，在我们感受到威胁时会被激活；它调动我们的身体准备战斗或逃离。所以在应激状态下，身体的肌肉会紧绷，从而使我们能够

更快地行动和/或发挥更大的力量。在这种状态下，内脏器官的运作也是为了支持肌肉系统的超水平运作。

当我们赢得了战斗并消除了威胁，或者逃跑得足够远，不再有危险时，人体的放松反应就开始了。我们会保持这种放松状态，直到下一个威胁出现。在旧的自主神经系统的模型中，放松被描述为“休息和消化”或“进食和繁殖”状态。这种状态被归因于迷走神经（也被称为第十颅神经）的活动。它和所有的颅神经一样，起源于大脑或脑干。在这种古老的、普遍接受的解释中，我们的自主神经系统只会在紧张和放松状态之间来回切换。

然而，当威胁或危险已经过去，但我们仍处于应激状态时，健康问题也随之产生，这可能是因为我们的工作或生活方式导致我们持续不断地承受着压力。几十年来，慢性压力已经被认为是一种健康问题，大量的科学研究也致力于了解长期压力的有害影响。

慢性压力的治疗和管理方面的尝试，也催生了保健行业工作者的广泛运动，他们在报纸、杂志、书籍和博客上为普通读者撰写（并将继续写）大量的普及文章。制药行业也开始提供各种抗压药物，随着这些药物的使用量激增，企业也获得了丰厚的利润。然而，尽管有了这些资源，很多人仍然觉得自己没有得到足够的帮助。他们依然感到备受压力的折磨，并认为我们的社会压力日益加重，个体也承受着越来越大的压力。

也许问题在于我们一直以来用错了地图。基于自主神经系统的原有认识，我们还没能找到真正有效的压力管理方法。

与所有在医学界和替代疗法领域工作的其他人一样，我对自主神经系统的工作原理有着相同的看法，在我的临床实践中，每天都在运用我所学到的关于自主神经系统的压力/放松模型。事实上，我的治疗方法产生了作用，也证实了我对自主神经系统理解的正确性。

我喜欢将自己的知识，传授给那些想要掌握我已经成功实践的诸多身体治疗技能的学生。在身体治疗的所有课程中，我都传授了自主神经系统的旧模型。随着课程越开越多，我最终在丹麦的希尔克堡创办了一所名为斯坦利·罗森伯格的理疗学院。1993年，我邀请了一些我培训过的治疗师来学院教授一些入门课程，这样我就可以专注于教授更高级的课程。最后，这些高级课程也交给了学院的其他老师。

我们学校的特色是颅骶疗法，其起源于美国整骨疗法专家、颅骨领域的整骨学创始人威廉·加纳·萨瑟兰的研究（在美国，所有整骨疗法专家都是有执照的，接受与普通医生相同的基本医学教育并享有同等的权利）。萨瑟兰在解剖实验室研究干燥的颅骨时，发现可以将相邻的颅骨的锯齿边缘贴合在一起——但他也注意到相邻的两块骨头之间可能存在轻微的错位。当时，人们普遍认为，自然界中所有存在的事物都有其道理。因此萨瑟兰推测，骨骼的运动可以促进脑脊液的循环，他把这些技术整合起来，形成了“颅骶疗法”。

颅骨的运动

颅骨是由弹性筋膜系统连接在一起的，这些弹性筋膜允许单个骨头之间轻微的运动。当萨瑟兰仔细地触摸病人的头骨时，他能够感觉到颅骨的各个骨头之间存在轻微但可感知的运动。

萨瑟兰注意到，许多存在神经系统引发的健康问题的患者，他们的颅骨之间的运动受到了限制。通过释放一些紧张的神经系统，他觉得骨骼的微妙运动得到了改善。这种方法使他能够帮助几位病人解决各种不同的健康问题，且这些问题在常规的药物或手术治疗中都没有得到改善或缓解。

从医学层面来说，医生们往往会通过开药来治疗压力和其他疾病，而颅骶疗法是一种能够改善神经系统的功能的特别有效的治疗方法，其疗效已经得到了实践的论证。它可以减少长期的压力，释放肌肉系统的紧张感，使荷尔蒙（内分泌）系统得到更好的平衡。萨瑟兰从三个方面发展了颅骶治疗技术。（1）释放脑膜中的张力；（2）释放单个颅骨之间的运动限制；（3）改善脑脊液的流动。

大脑和身体之间的屏障

人体存在一种由上皮细胞组成的物理结构，包裹着大脑和脊髓。这些细胞构成了所谓的血—脑屏障。

没有血液能够直接循环到大脑和脊髓的神经元。相反，这些结构的组织被无色的脑脊液所包围，脑脊液的循环为大脑和脊髓的细胞提供必要的营养，并带走细胞代谢的废物产物，然后再回到血液中。

在全身血液中都能找到少量的脑脊液，但它比血液中的其他成分要小，不含红血球和白血球，且杂质也比血液少。

在大脑中，脑脊液从血液中过滤出来，在大脑和脊髓周围的空间中在头颅内循环。在大脑和脊髓周围循环后，脑脊液返回到颈静脉，在那里与从身体其他部位返回心脏的血液汇合。然后再从心脏循环，并经肺和肾脏过滤。

脑干部位的血液供应和产生于此的神经，对五条颅神经的功能至关重要。而五条颅神经的功能是确保社会参与状态所必需的，其中包括迷走神经的腹侧分支。

因此，消除对这种血液供应的限制，是成功地改善迷走神经的腹侧分支和其他四条颅神经的功能的关键。而颅骶治疗领域，也提供了实现这一目标的一些最佳方法。

几十年来，颅骶教育是整骨疗法医生的专属领域。以前，他们仅允许有执业证的整骨疗法医生以及整骨疗法学院的学生参加课程。然而，一些实践类的课程最终被教授给非整骨疗法的医生和学生。因其一些技术的疗效卓著，替代疗法和辅助疗法行业的许多从业者，迫不及待地想要学习，催生了一个庞大的市场需求。

美国的一位整骨疗法的专家——约翰·阿普莱杰打破了不传外人的传统，将颅骶治疗技术传授给非整骨疗法的身体治疗从业者。阿普莱杰的诊疗重点是释放骨膜中的张力。他创立了阿普莱杰学院，我在1983年在那里接受了颅骶治疗的第一个课程。现在，颅骶疗法作为一种替代疗法，已经风靡于世界各地的治疗师中。

1995年，当我在阿普莱杰学院成功地实践了我所学的知识后，我继续向亚连·吉欣学习，他是一位法国的整骨疗法医生，专门研究生物力学颅骶骨疗法。他的重点是释放横跨相邻颅骨的结缔组织的张力，从而使它们能更自由地活动。

几年后，我参加了生物力学颅骶神经疗法的入门课程，其重点是增加脑脊液的循环。这三种方法都有一个相同的目标，那就是改善颅骶系统的功能。

我自己的临床实践

在我自己的实践中，我更喜欢生物力学颅骶骨疗法，因为这会让我想起罗尔夫疗法。生物力学颅骶骨疗法专注于明确的细节，它帮助我找到了颅骨关节中需要释放压力的确切位置，并为我提供了超过150种特定的技术，来释放这些紧张的部位。这种强大的方法往往能在短时间内有效地恢复颅神经的功能。

在我的诊所里，除了用颅骶疗法来治疗患者，我还为患者提供了个性化的罗尔夫疗法治疗。这种疗法可以平衡肌筋膜（myofascia）[①]。此外，我还提供内脏按摩课程，以改善消化系统和呼吸系统的功能。在运用各种不同疗法的各类技术的实践治疗的过程中，我能够观察到患者的神经系统在压力和放松方面的变化。

因为在治疗患者方面取得了显著的疗效，随着时间的推移，越

① “myo” 的意思是 “肌肉”；“fascia” 指的是结缔组织。——编者注

来越多的人想学习我的技术，斯坦利·罗森伯格学院也发展到了拥有12名兼职教师。尽管课程是用丹麦语讲授的，但仅在丹麦，我们在几年中就培养了几百名学生。这些治疗师反过来又治疗了成千上万的病人。随后，我的名声传到了丹麦之外，我也开始在其他几个国家任教。

自主神经系统的两种状态（压力和放松）功能的概念，在我们的课程中发挥了突出的作用。我曾在颅骶疗法、内脏按摩和结缔组织释放等课程中讲授过这方面的知识。我和美国神经科医生及医学博士罗纳德·劳伦斯一起撰写了一本名为《如何通过骶骨按摩缓解疼痛》的书，基于自主神经的理解，提供了关于缓解疼痛的实操方法。

到了2001年，当我第一次听到史蒂芬·伯格斯在巴尔的摩演讲时，我已经成功地实践身体疗法工作将近35年。然而，伯格斯的理论却为我打开了一扇全新的大门，让我对自主神经系统有了全新的看法。同时又为我提供了一个新的、更有效的方法来帮助我的病人。

伯格斯提出的多重迷走神经理论，为我提供了关于自主神经系统的颠覆性理解。根据这个理论，五条颅神经必须充分运作，才能达到理想的社会参与状态。这五条神经是第五、七、九、十、十一颅神经，它们都起源于脑干。

在听伯格斯讲课之前，我曾跟随帕特·柯格林教授学习过解剖学，他教会我认识十二条颅神经，包括迷走神经（第十颅神经），以及如何测试它们的功能。我还从颅骶疗法亚连·吉欣老师那里学到了能够改善十二条颅神经功能的生物力学的具体实操技术。因此，我已经做好在实践中充分结合多重迷走神经理论所提供的知识的准备。我调整了所学的技术，并运用这种新的模式成功地解决了各种疾病。

我相信这本书中的信息和练习几乎可以适用于任何人，从初学者到有经验的颅神经治疗师，都可以用这本书中的信息和练习，来改善自己和病人的颅神经功能，并缓解诸多不愉快的症状、病症和健康问题，特别是那些难以诊断和治疗的问题。

社会参与状态的神经学解释

脊柱神经起源于大脑，构成脊髓的一部分，然后在相邻的椎体之间延伸而出，连接到全身各个区域。脊柱神经是一种混合神经，在脊髓和身体相应区域之间传递运动、感觉和自主神经信号。

脊柱神经的一些神经纤维交织在一起构成交感神经链，它从椎体T1到L2贯穿整个脊柱的长度（T1是第一胸椎，L2是第二腰椎）。当人体遭遇威胁并进入“战斗或逃跑”的应激状态时，这条交感神经链将支撑内脏器官和肌肉的超常活动。

颅神经，除第一颅神经（嗅觉）和第二颅神经（视神经）外，都起源于位于大脑底部的脑干（详见附录中的“大脑”和“颅神经”示意图）。然后这些颅神经会延伸并连接头颅及身体的各个部位。例如，有些头颅神经支配面部表情的肌肉，而另一些神经则通往心脏、肺、胃和其他消化器官。有些头颅神经连接到眼睛的肌肉，而另一些神经连接到鼻子的细胞，使我们能够感知嗅觉。

根据多重迷走神经理论，当一个人感觉到安全——没有受到威胁或危险——且身体健康、神经功能良好时，她就能享受一种支持自发的社会参与行为的生理状态。从神经学的角度来说，社会参与是一种基于五条颅神经正常运作的状态：迷走神经的腹侧分支（第十颅神经），以及第五、七、九和十一颅神经的通路。

这五条颅神经的正常运作，能够支持社会参与的状态，让我们能够与人交往、沟通和适当地自我安慰。当我们处于社会参与的状态时，可以体验到爱和友谊的感觉。而当一个群体中的个体成员能够走到一起，与他人合作时，每个人的生存机会都能得到提高。

其他人类社会固有的价值也同样需要来自社会参与，包括人际联系、友谊的发展、亲密的性关系等。我们能够相互沟通、互相交谈、彼此照应，一起工作、养家、讲故事、运动、唱歌、跳舞以及娱乐，等等。我们享受坐在餐桌前，和朋友与亲人一起享受美食或美酒的感觉。当父母在哄孩子入睡时，紧紧地躺在一起看书或讲故事，直到孩子睡着；或两个恋人在做爱之后紧紧地相拥躺在一起的亲密时刻，所有这些身为人类的重要体验，实际上都以自主神经系统的社会参与状态为前提。

此外，社会交互的行为，并不仅仅局限于人和人之间，我们会热爱自己的宠物，给它们喂食，带它们散步，我们经常对着宠物说话，并坚定地相信它们能听懂我们所说的话语。而当它们能够用表达爱意的行动回应我们时，我们也会感到异常的开心和兴奋。几乎每个人都曾有过类似的活动或体验，并享受过正常社会参与状态带来的美好感觉。然而，这些类型的活动和互动，既不能通过自主神经系统的旧模型来描述，也无法解释。

自主神经系统的社会参与状态，与我们和他人的积极互动和交往之间的关系，是相辅相成的。自主神经系统的正常社会参与状态，能够促进积极人际关系和互动的产生，而后者带来的积极体验，也能够反过来促进前者的调节。当我们能够与其他也保持正常社会参与状态的人互动时，我们能够收获良好的情绪。反之，当我们无法与他人积极交往和互动时，我们很容易产生压力、抑郁、不合群，甚至反社会的情绪和行为。

这种对颅神经的多方面作用的新认识，特别是对颅神经与社会参与状态的联系之间全新的认识，使我能够持续不断地帮助更多的患者，解决更多的健康问题。我所要做的就是确定这五条颅神经的功能是否正常，如果存在障碍，就使用理疗技术进行改善，以确保它们能够更好地发挥作用。

这个思路让我在实践中取得了更大的成功，也使我在治疗偏头痛、抑郁症、纤维肌痛、慢性阻塞性肺病、创伤后压力、头部前倾、颈肩问题等顽固性疾病方面，取得了巨大的进展。

本书是一本介绍多重迷走神经理论疗法与实践的入门书。在介绍了基本的神经结构后，我将列举出由这五种颅神经功能障碍所引起的一些生理、心理和社会问题。

根据多重迷走神经理论，自主神经系统除了迷走神经腹侧分支的活动外，还存在两个功能：一是迷走神经背侧分支的活动，二是来自脊柱的交感神经链的活动。迷走神经的这种多重（多发性）性质，使该理论得以命名。

迷走神经腹侧分支和背侧分支的功能差异，对身体和行为健康和治疗有深远的影响。在这本书中，我提出了一种新的治疗方法，包括自助练习和实践操作的治疗技术，简单易学，易于使用。我希望这些知识能够继续传播下去，让更多的人能够帮助自己和他人。

如何恢复社会参与的状态

撰写本书的一个目标，是让普罗大众都能够意识到恢复迷走神经正常功能的益处，哪怕读者们之前并没有接触过颅骶神经治疗，或任何其他形式的实践疗法的相关信息。读完本书，读者们就可以获得一套独特的、易学易行的自助练习和实践操作的技巧，应该能帮助自己和他人改善这五种颅神经的功能。本书所提供的技巧，都基于亚连・吉欣的实践疗法的原理。

本书提供的练习和技巧，可以帮助恢复自主神经系统功能的灵活性。它们可以帮助消除脊柱交感神经链的过度刺激导致的慢性压力状态，以及由背侧迷走神经回路的活跃而导致的抑郁行为和身体机能的关闭。本书提供的所有练习都是非侵入性的，不涉及药物或手术。通过做这些练习，读者可以改善腹侧迷走神经的功能，有助于调节呼吸、消化、排泄和性功能等涉及的内脏器官。

在我的诊所里，在100多个病人身上检测了这些疗法的效果之后，我才在课程和讲座中向密切关注的群体介绍这些技巧。我的结论是，使用这本书提供的全新练习方法，将改善大多数人的健康和社会参与能力。这种积极的效果可能会出乎意料地持续很长时间。

然而，生活总是充满挑战的，且不存在一劳永逸的治疗方案。虽然我们的目标是帮助自主神经系统恢复正常运作，但社会参与状态也并不是一成不变的，因为我们也不可能保证一个人永远都不会遭遇到有威胁的情况或危险的情况。

人类的身体、神经系统和情绪会不断地进化和适应环境，帮助我们应对不断变化的情况。如果我们受到威胁，或者身体或情绪处于危险的情况下，我们的自主神经系统会以脊柱链的交感神经的激活或背侧神经迷走神经的活跃，来暂时性地做出生理上的反应，这是合适的，因为这些应激的反应有助于提高生存的概率。一旦实际的威胁或危险结束后，我们最好能恢复到社会参与的状态。

此外，人体也在不断地变化和发展。因此，神经系统可能会从社会参与状态滑回脊柱交感神经链或背侧神经迷走神经回路激活的状态。在这种情况下，重复本书提供的练习，应能迅速恢复腹侧迷走神经功能，使人们再次回到社会参与的状态。这就意味着，我们可能需要偶尔或定期重复本书提供的练习或技巧。

日积月累，我们就能够获得非常积极的效果。在脊柱交感神经链和背侧迷走神经分支被激活后，如果自主神经系统总是能够调回社会参与的状态，长此以往，自主神经系统就会具备更强的复原能力。我们可以通过本书第二部分介绍的基础练习——一个非常简单的自助训练技巧来实现。我们的长期目标，是增强自主神经系统从压力状态（脊柱交感神经激活）或抑郁状态（背侧神经迷走神经回路的激活）自然而然地恢复到社会参与状态的能力。一旦情况好转，我们就会恢复到正常状态，并获得身体和情绪上的安全感。

本书第二部分提供的技巧和练习，将有助于改善头部、颈部和肩部的运动，并纠正一些因衰老而产生的姿势和功能问题，例如：头部前倾、驼背、驼峰、下背平坦、呼吸能力下降等。只要你充分运用和练习本书中的技巧，你就会发现自己的身体得到了明显的改善。

PART 1 · 第一部分

解剖学的新旧实证比较：多重迷走神经理论

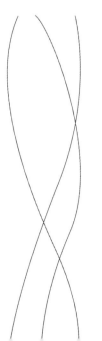

克服健康挑战：
我们在和杀不死的九头蛇战斗吗

许多人都存在各种各样的健康问题，而他们的故事，往往会让人联想到希腊神话中最强壮的人类赫拉克勒斯（大力神）和水兽海德拉之间的较量。赫拉克勒斯是半神半人，他的父亲是天神和雷神宙斯，奥林匹斯山上的所有其他神灵的统治者。赫拉克勒斯是所有英雄中最伟大的一个，他被宙斯派去执行一项任务——杀死长着九个头的水怪海德拉。

赫拉克勒斯有一把金剑，是雅典娜给他的。在希腊神话中，雅典娜——雅典城邦的守护神——是智慧、文明、正义、战争、力量、战略、女性艺术、手工艺、正义和技能的女神，经常陪伴着英雄们去战斗。

九头蛇是个危险的对手，连她的呼吸都是有毒的。每当赫拉克勒斯用剑砍下海德拉的一颗头颅，看似不死的海德拉就会在同一个地方长出两个新的头颅。赫拉克勒斯意识到，一个一个地斩断头颅的做法无法打败海德拉。于是他召唤了侄子伊奥拉斯，并寻求帮助。伊奥拉斯想出了一个主意，即在赫拉克勒斯砍掉一个头之后，立刻用炽热的火焰烧毁海德拉的脖子，让她不能在同一个地方再长出两个新头。

幸运的是，海德拉有一个致命的弱点，即她的九个头中，有一个头是无法复原的，当赫拉克勒斯找到那个头颅并将其砍掉之后，海德拉终于被杀死了。

在治疗健康问题方面，“九头蛇”被用来比喻治疗一个症状之后，另外一个或多个症状又冒出来的现象。这令人感到十分沮丧。就像海德拉的多个头颅那样，多种健康问题同时困扰着我们许多人。用一种药物或手术逐一治疗单个症状，可能会暂时缓解我们的痛苦，但不一定能够从根本上治愈问题。

我们可能会因为某个症状吃一粒药，再因为另一个症状吃第二粒药，然后服下第三粒药来中和前面两粒药的副作用。我们甚至可能每天都要吃很多种不同的药丸。但往往这些药丸要么完全没有效果，即便有效果，也是暂时性的抑制效果，导致我们需要终生服药。

现代社会治疗疾病的两种常见方法，是生化（药物）和手术治疗。这些方法在某些情况下非常有效，也帮助许多人解除了痛苦，包括我自己。外科手术可以挽救生命。但即使是水平最高的外科手术，也会在患者身上留下疤痕，导致相邻层级的肌肉和结缔组织难以自由地滑动，使肌肉的活动能力受限。

另外，有许多症状、病症和健康问题，并不会明显导致身体的衰弱或威胁到生命，而很多时候，因为没有更好的替代治疗方案，我们依然会尝试处方药和/或手术等常规医疗方法来治疗这些问题。然而，这些方法或许并不是最佳的解决办法，因为在许多情况下，治疗的效果可能低于预期，并且产生不良的副作用。

就像对抗九头蛇海德拉一样，我们对某个单独症状的抑制，往往只会导致更多其他症状的出现。相反，想要获得更长久的健康，基于对神经系统工作原理的了解，以全新的方式来处理棘手的健康问题方面，仍存在尚未被开发的巨大潜力。简单地说：如果迷走神经的腹侧分支出现了问题，那就想办法让它恢复正常。由于自主神经系统调节着身体的重要功能，如血液循环、呼吸、消化和生殖等，如果迷走神经和其他颅神经不能正常工作，就会产生一系列的健康后果。

以下是自主神经系统失调可能引发的部分健康问题。这些症状可能在很多人身上十分常见，你是否出现过这些症状，或者认识存在这些症状的人？如果有，请继续阅读，因为调理颅神经的疗法，可以缓解下列常见症状。

海德拉的九个头——与颅神经功能障碍相关的九类常见问题

长期的身体紧张

紧张/坚硬的肌肉

偏头痛

紧咬的牙齿

眼部或面部紧张

无故出汗

关节炎

眩晕

颈部和肩部肌肉酸痛

腰痛

夜间磨牙

手脚冰凉

运动后的紧绷感

紧张

喉部有肿块

情绪层面的问题

暴躁、愤怒

无望的感觉

敏感易哭

沉重感

恐惧感

烦躁不安

过度的忧虑

健忘

过度的白日梦和幻想

感到“情绪不佳”

缺乏活力

一般性焦虑

长时间的抑郁症

梦魇

睡眠困难

难以集中精力

挫折感

心脏和肺部问题

胸部疼痛

换气过度

心律不齐

哮喘

呼吸急促

高血压

内脏器官的功能障碍

消化不良

大肠炎

胃病

食欲不振

便秘

腹泻

胃酸过多，溃疡，胃灼热

暴饮暴食

免疫系统问题

频繁感冒

轻度感染

过敏症

行为问题

频繁发生事故或受伤

饮酒或吸烟过量

过量使用处方或非处方药物

自闭症、多动症、阿斯伯格综合征

人际关系方面的问题

过度或无缘无故不信任

难以达成一致意见

对性失去兴趣

精神方面的问题

忧虑过度

难以集中精力

记忆困难

难以做出决策

其他问题

严重痛经

皮肤问题

现代生活的诸多挑战和压力，导致大多数人时不时遭受前述一类或多类症状的困扰。乍看之下，这九类问题毫无关联，我们可以将它们大致划分为“身体层面”“精神层面”“情绪层面”“行为层面”。然而，在这种情况下，通过将症状进行分组来实现区分没有实际用处，只会转移我们的注意力，使我们无法意识到，造成所有这些症状的生理根源基本上是一样的。

通常情况下，人们会同时存在一种以上的症状。这种情况被称为“并发症”。这些症状可能不定期地出现和复发。如果这些症状很少出现，而且不至于让人衰弱，就不会有太大的问题。但是，如果问题经常出现，或者持续很长时间，那么建议大家要对症下药。

与其将个别症状作为单独的问题，通过服用药物治疗，不如尝试找出各类症状之间的共同联系，并在此基础上找出一种简单有效的治疗方法，从而缓解或终止所有这些看似独立存在的健康问题——找出九头蛇海德拉的那一颗非永生的头颅（致命缺陷）。

所有这些症状的共同联系很简单：它们的诱因，至少部分是背侧迷走神经活动或脊柱交感神经系统的激活。因此，可以尝试通过恢复腹侧迷走神经分支和其他社会参与状态所需的神经的正常功能来解决。

不幸的是，当代医学界普遍忽视了颅神经在上述任何一个健康问题中发挥的作用。此外，大多数人对脑干（这些神经的发源地）和颅神经本身也不甚了解。

我相信，并一再通过自身的诊疗实践证实，如果我们能让支持社会参与状态的五条颅神经正常运作，就极有可能缓解或根除前述清单上的许多症状。这个信念，来自我自己几十年来的临床经验，以及我在斯坦利·罗森伯格研究所培训的数百名治疗师的经验。

第一章

了解自主神经系统

人体的神经系统有一个主要功能：保证人体的存活。神经系统是由大脑、脑干、颅神经、脊髓、脊神经和肠神经组成。这里我们要关注的重点是自主神经系统，它由脑干、部分颅神经以及部分脊神经组成。

十二条颅神经

给大众普及颅神经的概念和知识，是一个很大的挑战。因为我需要考虑，如何才能让第一次听说这些神经的读者了解这个话题，同时又能帮助已经具备了一定相关知识的人，以一种新的、有用的方式了解颅神经的功能。

对于初次了解颅神经的读者，我将对十二条颅神经的功能进行简单的介绍。如果大家对颅神经的相关基础知识已经很熟悉了，那么我希望可以从一个新的角度出发，介绍一些关于颅神经功能的新信息。

颅神经有别于脊神经。有些颅神经连接着脑干与头部的器官和肌肉，如鼻子、眼睛、耳朵和舌头。位于大脑下方的脑干从大脑中延伸出来，是脊髓的起点（见附录中的“大脑”“颅神经”和“脊髓”示意图）。其他的颅神经则通过颅内的小开口到达喉咙、脸部、颈部、胸部和腹部。十二条颅神经中的每一条都有左右两边的通路。

其中一条颅神经“走遍”整个身体，从脑干到胸腔和腹部，调节许多内脏器官。它支配着咽喉部位的肌肉（咽部和喉部），以及主管呼吸（肺）、循环（心脏）、消化（胃、肝脏、胰腺、十二指肠、小肠、大肠的上段和横断面）和排毒（肾脏）等人体器官。因为这条颅神经很长，分支众多，所以被命名为“迷走神经”，取自拉丁文vagus，意为“游荡的、迷走的”。

迷走神经帮助调节大量维持体内平衡所必需的身体功能。交感神经链从脊神经延伸出来，支持生存所需的应激状态和运动状态，而颅神经中的几条神经则支持非应激状态。颅神经的一个主要功能，是促进休息和恢复。它们还能主管视觉、嗅觉、味觉和听觉，以及面部皮肤的触觉。在哺乳动物中，一些颅神经共同作用于促进和推动社会行为。

每一条颅神经都用罗马数字编号；例如，嗅觉神经也被称为“CN 1”，意为“第一条颅神经”。注意，虽然神经是成对存在的，但通常在表述时用单数的说法，所以第一条颅神经实际上是指第一对颅神经。

颅神经均分别从大脑两侧的半圆始发，其编号根据其位置来确定，早期的解剖学家将编号“CN 1”分配给位于最上面的神经，“CN 2”分配给紧随其后的神经，并以此类推。

○ 颅神经的各项功能

正如同一个导管内的纤维可能具备不同功能那样，每一条颅神经也可能同时具备多种功能。当我们首次接触十二条颅神经时，可能会认为它们分别主管各不相干的各项功能。例如，某条颅神经帮助我们吞咽，而另外一条颅神经可能控制收紧眼球向中线方向旋转的肌肉，而其他颅神经可能帮助调节血压。

然而，尽管解剖学研究并没有注意到颅神经之间的关联，但全部十二条颅神经都有一个共同点，即它们都参与并帮助人体寻找食物、咀嚼、吞咽和消化的过程，并将未消化的食物作为废物排出体外。

全部的颅神经，都控制着人体口腔和胃中的酶和酸的分泌，控制着肝脏中胆汁的分泌和胆汁的储存，以及胰腺中消化酶的分泌和储存。它们监测并调节未消化的食物从胃部到横结肠的转移过程。它们控制着胆汁和胰腺酶，使后者在适当的时间，以适量的释放量抵达十二指肠，以消化食物并分解食物的成分。当食物中包含的蛋白质、碳水化合物、脂肪被充分分解后，这些营养物质就可以通过小肠壁被人体吸收。

我们针对每一条颅神经的探讨，将以其对人体消化过程的贡献为切入点。然后，延伸到其与食物无关的其他功能，例如肾脏和膀胱的调节、心脏和呼吸、性和生殖等。

如果你以前从未关注过颅神经，也不用担心记不住哪些神经有哪些功能，你可以随时查阅本节内容，用本节文内提供的表格来回顾具体的颅神经及其对应的功能。希望阅读本节之后，大家对所有这些颅神经的调节功能及其种类，包括社会参与的状态，能够有一个大致的了解和印象。如果你以前研究过十二条颅神经，那么下面的内容将通过不同的介绍方式，在某种程度上帮助拓宽你关于颅神经的了解和信息。

嗅觉神经，即第一条颅神经，让我们能够嗅出不同的气味。从进化的角度来看，第一条颅神经是所有颅神经中最早发展起来的。因为嗅觉对于人类和所有其他哺乳动物来说，都是至关重要的。因为在寻找食物，然后确定食物是否可以食用的过程中，它起着至关重要的作用，并确保人类的生存。嗅觉能够让人体立即产生一种吸引或排斥的反应——当某一种食物靠近时，嘴巴会不会流口水，还是厌恶地把头转过去？

人体对气味的反应是强大的、原始的、本能的，所以各种气味对我们的情绪会产生很大的影响。婴儿能够识别母亲的气味，性伴侣之间能够闻到彼此的气味并增强兴奋感，这一点很重要。

第一条颅神经的神经纤维起源于鼻腔内的感觉器官，并具备直接通往前脑的通路。第一条颅神经是唯一不需要经过任何中间的突触，可以直接从感觉器官传到大脑的颅神经。（突触是一种人体结构，能够允许或隔绝一个神经元或神经细胞将电或化学信号传递给另一个神经元或细胞。）

因此，嗅神经，是唯一能直接将信息（嗅觉）传递到大脑皮层，而不用通过中枢神经系统的其他部分进行中转的颅神经。有趣的是，人体“旧脑（边缘系统）”的这一部分区域，在记忆的形成中发挥着重要作用。从生存的角度来看，这也是有道理的。这就是气味构成了人类一些最强烈、最容易唤起的记忆的原因。

其他的颅神经使我们能够看得见。视力当然在帮助寻找食物方面，同样起着至关重要的作用。第二条颅神经，即视神经，也起源于前脑。它能够将视觉信号，从眼球视网膜上的视杆和视锥体传送到突触，再穿过突触传到大脑皮层后叶（枕叶）的视觉中心。大脑随即将这些神经冲动转化为我们所看到的东西。

在寻找食物的过程中，我们可能会看到一些有趣的东西，基于过往的经验，我们能否将其辨认出来？它看起来像可以吃的食物吗？看起来是否足够新鲜？有没有发霉或变色，如果它的外形看起来没有问题或危险，大脑可能做出靠近它的决定，然后让嗅觉神经发挥作用，闻一闻它的气味，然后可能把它放进嘴里尝一尝。

能够向不同的方向转动的眼球，可以扩大我们的视野。而控制眼球移动的小肌肉，是由另外三条颅神经控制的。第三条颅神经（动眼神经）、第四条颅神经（滑车神经）和第六条颅神经（展神经），这些神经可以让我们的眼球向上、向下、向右或向左滚动。

如果我们能够利用颈部的肌肉来转动头部，就意味着视野可以进一步扩大。因此，支配胸锁乳突肌和斜方肌随意运动的副神经（脊柱附属神经）（第十一条颅神经）就显得尤为重要。这些肌肉让我们可以随意移动头部，使我们可以向上、向下和向左右两侧看。在寻找食物的过程中，这能够确保我们将鼻子凑近食物，闻一闻，并在发现气味没有吸引力时将头扭开。

然而，仅凭视觉和嗅觉，并不能确定某样东西是否可吃。因此接下来要做的，是将它放进嘴里，品尝一下味道如何。要品尝出食物的味道，就需要口腔分泌唾液，而支配唾液分泌的，是控制着唾液腺的第五条颅神经（三叉神经）、第七条颅神经（面神经）和第九条颅神经（舌咽神经）。唾液不仅能提高我们对食物的味觉能力，还能启动消化过程，开始分解淀粉，使食物湿润，确保食物更容易下咽。

为了使食物与唾液混合，我们用第五颅神经（三叉神经）来支配咀嚼的肌肉，开合下颚，用侧向的运动来研磨食物。我们使用第十二颅神经（舌下神经）来移动舌头，使食物在口腔内移动，并在牙齿表面上下移动。我们用第七颅神经（面神经）来放松和收紧脸颊的肌肉，为食物制造一个小袋，并将食物排空，将食物移回磨牙表面。我们还可以通过嘴唇的肌肉来帮助食物的移动，而嘴唇的肌肉也受到第七颅神经的支配。

实际品尝食物的过程会使用到舌头上的味蕾，这些味蕾连接着三个颅神经的分支，即第七颅神经（面神经）、第九颅神经（舌咽神经）和第十颅神经（迷走神经）。通过舌头的味蕾，我们需要判断，食物的味道是否没有问题？如果品尝出一种奇怪的味道，是否意味着这种食物存在潜在的危险？如果食物的味道不好，这些信息让我们可以在吞咽前轻松地将其吐出，避免生病或中毒。

如果我们基于味蕾品尝出的信息，决定吞咽食物，舌头就会将这些混合着唾液并咀嚼过的食物，卷到食道的顶部，也就是口腔后部。食道是一条肌肉管，能够通过类似肠道那样有节奏地收缩，将食物从咽喉吞咽到胃里。人体在吞咽食物时，咽喉部的肌肉受第九颅神经（舌咽神经）、舌肌受第十二颅神经（舌下神经）以及其他受第五颅神经（三叉神经）和第七颅神经（面神经）支配的肌肉所支配。食道的上部三分之一由迷走神经的腹侧分支主控，其余三分之二的部分由背侧迷走神经分支控制。

如果人体感觉到已经进入胃部的食物有问题，旧的（背侧）迷走神经分支就会提供最后一次机会，在食物继续进入小肠之前，将其反流出来。人体的吞咽反射位于食道的两端，由顶部的舌咽神经和下方的旧迷走神经控制。不难看出，吞咽动作实际上非常复杂，需要多条颅神经的协调运作！

颅神经还可以通过其他方式为寻找食物的过程提供协助。许多动物利用其精巧的听觉来定位可能的猎物。大多数的解剖学研究认为，听觉神经是唯一能辅助听觉的颅神经。然而，在哺乳动物中，三叉神经和面神经也同样能够通过调节中耳肌肉，在听觉和理解人类语言方面发挥重要作用。在这些神经的帮助下，收紧或放松耳内鼓膜的张力水平，就能够改变通过鼓膜传到内耳的特定声音频率的响度。而当声音的强度对内耳的精细机制来说太强时，镫骨肌会抑制振动，控制进入的声音强度，避免损伤听力（关于听觉的更多内容，详见第七章）。

各条颅神经的主要功能

第一颅神经 CN 1	嗅神经	嗅觉；帮助找到食物
第二颅神经 CN 2	视神经	视觉；让我们能够看得见

续表

各条颅神经的主要功能		
第三颅神经 CN 3	动眼神经	视觉；控制部分眼部肌肉
第四颅神经 CN 4	滑车神经	视觉；控制部分眼部肌肉
第五颅神经 CN 5	三叉神经	咀嚼和吞咽神经；听力：张式耳鼓肌
第六颅神经 CN 6	展神经	视觉；控制部分眼部肌肉
第七颅神经 CN 7	面神经	咀嚼：部分面部肌肉和唾液分泌物 听力：镫骨肌
第八颅神经CN 8	位听神经	听觉；将声波转化为神经脉冲
第九颅神经CN 9	舌咽神经	吞咽神经
第十颅神经CN 10	新迷走神经	新的（腹侧）迷走神经分支负责支配和控制食道上三分之一的上半部和大部分咽部肌肉，它是食道的一个分支。调节心脏和支气管功能
	旧迷走神经	老（背侧）迷走神经分支负责支配食道的下三分之二处；它调节胃功能、消化腺和肝脏、胆囊等器官，以及食物通过肠道排出的运动（降结肠除外）
第十一颅神经 CN 11	副神经（脊柱附属神经）	支配斜方肌和胸锁乳突肌，可帮助转动头部和扩大视野
第十二颅神经 CN 12	舌下神经	确保舌头的移动

除了参与进食过程之外，颅神经还具备其他几种功能。颅神经的内脏传入神经分支（感觉分支）包括颅神经第五、七、九、十和十一，它们协助人体内脏器官收集信息，例如身体是否安全？是否遭受威胁？还是处于致命的危险之中？人体是否感觉健康？还是失衡？疼痛、功能失调或疾病？如果人体处于安全的、健康的状态，这些颅神经就能够帮助人体进入理想的社交状态。

颅神经功能障碍与社会参与状态之间的关系

我们认为，“正常”的行为，是积极的社会价值观的体现。因此，我们的行为应该有利于个人的生存和福祉，也应该有利于他人的福祉。

当我们处在正常的社会交互状态时，他人能够轻易地理解我们的行为，我们所做的事情对他人也同样具备意义。大多数人，在大多数时候，都能够处于这种正常的社会交互状态。然而，有时候，人体会暂时性地陷入脊柱交感神经链系统的慢性激活（战斗或逃亡状态）或背侧迷走神经失调（退出、关闭）的状态。但是，如果我们的自主神经系统具备强大的恢复力，我们很快就能够回归到正常的社会参与的状态。

不幸的是，有一些人在人部分的时间里，都缺乏足够的社会参与。而如果人体缺乏必要的复原力，无法自发地回归到社会参与的状态，人体就会陷入交感神经链或背侧迷走神经的失调状态。在这种状态下，人体表现出的价值观、动机和行为，就难以获得他人的理解。人体会呈现非理性的行为，并做出与个人自身最大利益背道而驰的决定或行动，对个人自身和他人都会产生破坏性的影响。也就是说，如果我们不善于社交，不仅会损害自身，也会导致身边的人感到生活困难。

让我们来看看社交活动所需的五条颅神经，以及当它们不能正常运作时，会出现什么样的问题。这些症状提供了一个线索，说明一个人不善于社交；有这些症状的人可能会从受影响的神经治疗中受益。

○ 第五颅神经（三叉神经）和第七颅神经（面神经）

第五颅神经（三叉神经）支配着多种运动功能，包括控制咀嚼肌肉，在我们吞咽时，负责控制下巴的移动。第五颅神经也具备感觉功能，能够接收来自面部皮肤感觉的神经脉冲。

第七颅神经（面神经），也支配多种运动功能。它控制着面部各部位肌肉的收紧和松弛。面部肌肉的张弛有度的变化，就会形成面部表情，这些表情不仅能传达出不同的情绪，还能反映出我们内心的健康或疾病状态。在理想的情况下，面部表情的变化是自发的，能够反映情绪和思想的不断变化。

有些人的脸看起来僵硬死板，缺乏灵动，这往往是第七颅神经（面神经）功能障碍的表现。我们可以主动做出一些表情，例如露出一个微笑或睁大眼睛，但这些与面部的自发表情不同。

从眼角到唇角这个区间产生的自发面部表情（或缺乏表情）的细

微变化，不管是有意识或无意识地被他人注意到，都可以揭示出个体是否真正地投入了社会交互。

除了这些独立的功能之外，第五颅神经（三叉神经）和第七颅神经（面神经）还具有相互关联的功能。面神经支配着面部肌肉的运动，而三叉神经则是脸部皮肤的感官神经。这就意味着，当我们改变面部表情时，就会发送“面部感觉”的神经脉冲信息。因此，这两组颅神经都在倾听和理解他人所说的内容方面发挥作用，让我们能够参与对话并理解其信息。因此，这两组颅神经在促进个体的社会参与度方面，也发挥了至关重要的作用。

此外，涉及听觉的镫骨肌是人体中最小的肌肉，由第七颅神经（面神经）支配。这块肌肉可以保护内耳免受高噪声的影响，并主要调控个体，确保不会受到自己发出声音的影响。狮子的吼声可以震耳欲聋，让其他动物产生恐惧感，甚至瘫痪。狮子会在吼叫之前的一瞬间收紧自己的镫骨肌，来保护自身不受发出的高分贝吼声的影响。

通过调节外界高于人类女性声音频率的音量高低，镫骨肌能够让年幼的宝宝更清楚地听到妈妈的声音。如果你很容易受到背景噪声的干扰，那么可能你的镫骨肌没有发挥出过滤低音频杂音的作用，这将导致你很难在嘈杂的背景下听清别人在说什么。

此外，另一种形式的听力问题，即听觉障碍，也可能是由于中耳的镫骨肌及中耳中的另一块肌肉——鼓膜张肌（鼓膜肌）的功能失调所致。这两块受第五颅神经（三叉神经）支配的肌肉，在收紧时会增加张力，进而减弱进入人耳的声音。这在我们进食的时候，能够发挥一定作用，降低人耳听到的咀嚼音量（关于鼓膜张肌和镫骨肌功能障碍的更多信息，详见第七章内容）。

第五颅神经（三叉神经）和第七颅神经（面神经）功能障碍在成年人中相当常见，主要诱因是拔牙或戴牙套导致的不良副作用。我曾在一些做过牙齿矫正的病患身上观察到，他们的头颅底座的蝶骨和硬腭中的腭骨（一块较小的面骨）呈现脱臼状态。我在接受生物力学颅骨治疗的培训时，掌握了生物力学颅骨治疗的相关知识，学会了观察硬腭的形状，看看腭骨是否发生了侧移位，并且掌握了技术处理的方法，能够使这块骨头回归到正常的位置。

第五颅神经（三叉神经）和第七颅神经（面神经）的部分分支在此处交汇。如果脸部骨骼在颞骨和腭骨之间的关节处存在轻微错位，就会对这两条颅神经造成压力。我有时候也会为拔牙后导致这两条颅神经出现问题的患者进行治疗。当我询问牙科医生关于牙齿疼痛和这两块骨头错位之间的关系时，大多数医生能够迅速理解我的意思。他们通常会非常谨慎，不会仅因为患者感到疼痛且不存在感染现象就盲目地进行拔牙操作。

然而我也遇到过因为拔牙导致问题的患者，他们的牙医没有掌握相关的知识，或者说在操作时忘了这一点。有一位女性患者，在拔掉一颗牙齿之后，另外一颗牙齿开始感到疼痛。于是牙医又拔掉了第二颗牙齿，但是疼痛依然没有缓解。她的牙医似乎不知道导致这种疼痛的可能原因，是面部两块骨头的移位压迫到在此处交汇的两条颅神经。为了减轻患者的疼痛，这位牙医锲而不舍地拔掉了一颗又一颗的牙齿，等这位患者找到我时，几乎所有的牙齿都被拔掉了，但疼痛却依然存在。

我现在的一个患者，在拔牙之后出现了夜间磨牙的情况，但很多牙医没有意识到这个问题，或意识到了问题但却不知道如何解决。

在第一次治疗时，我通常会先询问患者是否拔过牙，或是否戴过正畸牙套。因为这两种情况都有可能引起慢性脊柱交感神经刺激或慢性背侧迷走神经失调的问题。

蝶骨是位于头颅最中心位置的骨头。蝶骨的外表面，构成了我们通常所说的太阳穴。在拳击中，如果拳手的太阳穴挨了一拳，就有被打晕的危险。许多拳手都知道这一点，并以对手的太阳穴为主要攻击目标。如果他们成功打中了对手太阳穴，基本上就能瞬间击倒对手并获胜。这也是棒球选手会戴上一顶带挡板的帽子，保护太阳穴不受击球伤害的原因。蝶骨的最内侧有一个像马鞍一样的凹陷，脑下垂体就位于此处。

当颅神经的某个分支遭受物理层面的压力时，不仅该分支，且同一条颅神经的其他分支，也会遭遇功能障碍。因此，颅骨和腭骨之间的错位，会导致通往面部和中耳的颅神经功能障碍，并可能阻断整个社会交往神经系统的正常运作。

第五颅神经（三叉神经）连接脸部的皮肤，而第七颅神经（面神经）则连接脸部的肌肉。为了解决面部的功能性障碍，使所有人都能够拥有自然的“整容”效果，本书第二部分包含了一些能够刺激第五和第七颅神经功能的技巧。虽然一次操作就能够明显地缓解面部的紧张感，但建议大家经常练习，尤其是当你发现背侧神经的迷走状态或脊神经交感神经的功能障碍已经导致脸部无法呈现自然的笑容时，这个操作尤为有效。

第五颅神经（三叉神经）还同时支配另外两块面部肌肉，即内侧和外侧翼肌。这两块位于蝶骨上的肌肉，确保我们能够开合下巴。而这块骨头的轻微移位，可能会导致咬合问题，如过度咬合、咬合不足或交叉咬合等。

○ 第九、十、十一颅神经

第十颅神经（新迷走神经）的两条分支，与第九颅神经和第十一颅神经一起源自脑干中被称为疑核的结构。

迷走神经的背侧分支，起源于脑干后方附近的第四脑室的底部（脑室并不是一个物理结构，而是指脑叶之间的空间，充满了脑脊液。大脑有类似四个脑室，通过小管子相互连接）。

迷走神经的两条分支，以及第九和第十一颅神经与颈静脉，都通过颅骨底部的颞骨和枕骨之间的一个小开口，即颈静脉孔。

第九和第十一颅神经的神经纤维，都与第十颅神经的神经纤维相互交织。我的解剖学老师帕特·柯格林教授告诉班上的同学，在现代解剖学的解释中，越来越多的老师认为第九和第十一颅神经是同一条神经的两个组成部分。正如它们相互交织的神经纤维那样，它们作为支配社会参与状态的神经系统组成部分的功能，似乎也是相互关联的。

我发现，在临床上，为了确保神经系统保持社会参与状态，最简单的方法是将第九、第十和第十一颅神经看成是同一条神经。因为当病人出现的症状表明其中一条神经存在功能障碍时，其他两条神经几乎总是同时存在功能障碍。如果经过治疗，患者在迷走神经（第十颅神经）功能的检查中表现出改善，则第九、第十一颅神经功能障碍的症状通常也会消失。

○ 关于第九颅神经的更多知识

第九颅神经被称为舌咽神经（舌指舌头，咽指咽部，即咽喉顶部的后面部分）。这条神经同时具备传入（感觉）和传出（运动）神经纤维。传出神经纤维支配一块单独的肌肉，即参与吞咽过程的茎突咽肌。

第九颅神经接收来自扁桃体、咽部、中耳和舌的后三分之一的感官信息。它也是调节血压的人体机制的一部分：它在颈动脉窦内有传入分支，位于颈部基底靠近颈动脉的颈动脉附近，其感官纤维负责监测血压，以调节心脏和动脉内肌细胞的强直性。

这条神经还能监测血液中的氧气和二氧化碳含量，以调整呼吸频率。它还负责刺激耳前的大唾液腺——腮腺的分泌物。

○ 第十颅神经（迷走神经）

第十颅神经（迷走神经）是自主神经系统的重要组成部分。在史蒂芬·伯格斯提出“迷走神经的多重理论”之前，迷走神经被认为是一条单一的神经通路。然而，我们现在知道，迷走神经具备两个分支——腹侧和背侧——分布在人体不同区域，且具备极为不同的功能。本书写作的一个目标，就是阐明二者之间的差异及其诊疗意义。

对迷走神经的两条通路的了解，将为各种健康问题提供针对性的治疗方案，本书将在后面章节中详述。

○ 横膈膜下方迷走神经（背侧迷走神经）分支

迷走神经的背侧分支包含的运动纤维，支配着呼吸横膈下的内脏器官：胃、肝、脾、肾、胆、膀胱、尿囊、小肠、胰腺、小肠、结肠的上升段和横断段。因此，这个分支有时也被称为“迷走神经的膈下分支”。

然而，这种说法并不完全正确，因为一些发源于脑干背侧运动核的神经纤维，也会影响到位于膈肌上方的心脏和肺。同样，虽然腹侧迷走神经主要为膈肌以上的器官提供运动通路，但其部分神经纤维也会影响膈肌以下的器官。自主神经系统的三个部分——迷走神经的背侧分支和腹侧分支，以及脊柱交感神经链——都会影响到呼吸和血液循环等重要功能。且这三个回路都以不同的方式影响心脏和肺部的运作。

附录中包括两张内脏器官的图（详见“腹侧迷走神经”和“背侧迷走神经”）。分别展示了受腹侧迷走神经和背侧迷走神经支配的人体器官。

○ 腹侧迷走神经的其他功能

迷走神经的腹侧分支起源于脑干，其位于脑下脊髓的顶部（详见附录中的“大脑”示意图）。腹侧迷走神经能够刺激支气管有节律地收缩，促进氧气的吸入，而脑干区控制背侧迷走神经的激活，可能导致气道慢性收缩，使人体难以吸入空气。（当大脑处于关闭或休克状态时，就会发生这种情况。这也是在关闭或休克状态下激活的部分机制。慢性阻塞性肺疾病、慢性支气管炎和哮喘也会出现这种支气管变窄的情况。）

当我们感到安全时，迷走神经的腹侧分支将处于休息或平静的状态。呼吸道匀速而有节奏地运作，吸气时，气道适度开放，呼气时适度闭合。

迷走神经的腹侧分支，同时还支配着许多喉部的小肌肉，包括声带、喉部、咽部和咽部后部的一些肌肉（喉头肌和耳垂肌）。

○ 第十一颅神经（副神经）

第十一颅神经，即“附属神经”，是确保整个人体的肌肉骨骼系统健康的一个关键系统。由于它支配着斜方肌和胸锁乳突肌，使头和颈部可以灵活运动。因此，这两块肌肉中，不管哪一块肌肉感到紧张，都会导致肩部、脊椎和整个身体失去平衡。

斜方肌和胸锁乳突肌都是起源于颅骨上方的骨骼（斜方肌附着在颞骨的乳突上，胸锁乳突肌则附着在枕骨上）。它们共同构成了颈部、肩部和上背部的肌肉外环。

如果第十一颅神经功能失调，会导致这些肌肉缺乏适当的肌张力。这反过来会导致急性或慢性肩部问题、颈部僵硬、偏头痛和头部左右转动困难等健康问题。（关于这些肌肉功能的更多信息，请参阅第五章内容。本书第二部分内容，还包含了如何通过减少这些肌肉的过度紧张来缓解偏头痛的治疗方法。）

与其简单地按摩长期紧张或松弛的斜方肌或斜方肌和胸锁乳突肌，治疗师最好先用本书第二部分提供的基本练习，改善第十一颅神经的功能（详见第二部分内容），在神经恢复正常功能后再按摩肌肉。

颅神经功能障碍的治疗方法

我们需要用不同于治疗脊神经的一般技术的技术，来治疗颅神经的相关问题。为了治疗脊柱神经功能障碍，有些治疗师会使用整脊疗法或类似于整脊运动（短促、高速推力）的方法。理疗师可能会通过拉伸和加强颈部和背部的肌肉，来调整脊椎骨的位置，以期减少脊柱神经的压力。如果这些方法无法取得预期效果，理疗师有时会建议患者接受骨科手术。

但是如果想通过人工理疗改善或恢复颅神经的功能，可能需要另辟蹊径。自1920年以来，一直被用来治疗颅神经功能障碍的方法，被称为“整骨疗法”或“颅骶骨治疗”或“颅骨区域的整骨疗法”。

在美国，整骨疗法专家接受了与全科医生同样的培训。和其他全科医生一样，他们具备了进行外科手术、开处方，并在精神病院工作的执照。整骨疗法专家和医学博士之间的一个重要区别是，整骨疗法专家具备额外的实践治疗技术培训。

威廉·加纳·萨瑟兰，整骨疗法专家，创立了整骨疗法体系。他的学生和同事哈罗德·马谷恩，整骨疗法专家，撰写了一本具有开创性的著作《颅骨领域的整骨疗法研究》。该书于1951年首次出版，至今仍在选择学习颅骨诊疗技术的整骨疗法师中使用。马谷恩的书中描述了三种颅骨理疗的方法。其中一种是生物力学法，即治疗师通过按摩手法，调节两块相邻的头颅骨在交汇处（两块或更多的头颅骨交汇的地方）的位置，借此尽可能减少骨骼异位给通过颅骨上的各种开口处进出的颅神经的压力。

生物力学的理疗方法，要求治疗师对颅骨解剖学的详细研究，以及丰富的实践经验，以确保按摩的力度以及手法的有效运用。法国整骨理疗专家亚连·吉欣进一步发展了萨瑟兰和马谷恩提出的生物力学技术体系，并将自己的方法传授给来自不同国家的整骨疗法学习者。

另一种颅骨治疗方法，专注于拉伸颅骨和脊柱内的软组织膜。硬脑膜是一束结缔组织，从颅骨延伸到尾骨，包含大脑、脊髓和脑脊液。大脑镰和脑膜是将颅骨的骨骼固定在一起的结缔组织片，因此被统称为“硬脑膜”。

所有这些硬膜结构都会随着年龄的增长、疾病、某些抗生素和物理创伤而变得不那么灵活。哈罗德·马谷恩描述了这些硬膜的特征以及如何释放其中的张力。后来，这项工作由整骨疗法专家约翰·阿普莱杰进一步发展，现在由佛罗里达州的阿普莱杰研究所教授给来自全球各地的理疗师。他的方法包括拉伸硬膜，以达到“松弛”效果。

第三种方法叫作“生物动力颅骶疗法”。其目标是最大限度地调动在脑部和脊髓周围循环的脑脊液，通过增加其活力给周围的组织带来更多营养，并同时帮助排除代谢废物。

生物动力颅骶疗法利用颅骨和脊柱硬膜内的脑脊液的流动，来促进压力的释放。治疗师以极轻的力度按摩患者的头部，结合对颅骨的细微运动的敏锐感觉，通过患者头颅骨的细微运动有效地释放压力。

脊神经

大多数人都听说过脊柱神经功能失调引起的问题。很多人因为椎间盘突出压迫脊髓，或骨质增生（椎管狭窄症）压迫到脊神经，而导致疼痛、感觉丧失或功能丧失（如无法控制膀胱等）。脊柱神经功能障碍也会导致局部麻痹（即无法调动特定骨骼肌）。

有些人选择使用整脊或整骨疗法来缓解脊神经压迫。整骨疗法的治疗师，通常使用高速、短推力技术来调整椎体的位置，使其更好地对位，进而减轻对导致疼痛的神经的压力。整骨疗法的治疗师有同样的治疗目标，但通常使用更温和的方法。

其他常见的脊椎“保守”治疗方法包括瑜伽和伸展运动、通过小腿运动强化背部肌肉、重量训练、物理治疗和按摩来平衡背部肌肉的张力等。如果这些方法都不能保持脊柱的正常形状，患者可能会感到无力、绝望，并倾向于选择手术等根治性的治疗方法。

腰椎的治疗手术现在日益增多，每年约有50万美国人因腰部问题接受手术治疗。根据美国卫生保健研究和质量局的数据，仅2008年，美国花在医院治疗背部疼痛的手术费用，就超过307亿美元。但研究表明，大多数背痛会在一段时间内自行消失。我所在的丹麦小镇的医院，就已经停止使用手术来治疗背痛。

几十年来，骨科医生们主要通过切掉隆起的椎间盘的一部分、凿掉骨刺，甚至插入金属板和螺钉使相邻的椎骨变硬等侵入性的治疗方法，来治疗背部疼痛的问题。尽管手术的应用非常广泛，但这些手术的效果并没有得到科学的论证。恰恰相反的是，越来越多的研究表明，这种手术从长远来看并不有效。

脊柱神经的一个重要功能是通过收缩和放松各种肌肉，使我们能够活动手臂、腿部和躯干。脊柱神经还支配着一些内脏器官的运作。脊神经的信息起源于大脑，并通过脊髓这条穿过颅骨底部的大孔的管状的神经束进行传递。

从颅骨中传递出来后，成对的脊神经从脊髓出来，通过相邻的椎体之间的空间，连接到肌肉、关节、韧带、肌腱、内脏和皮肤。人体有三十三对脊神经，每对神经中的一条神经通向身体的右侧，另一条神经通向左侧。

每对脊柱神经对应于脊椎上的一个节段。整个脊椎总共有三十三节：颈部七节，胸部十二节，腰部五节，骶部五节，尾骨四节。脊柱神经包括运动神经和感觉神经，负责在大脑和身体其他部位之间来回传递信号。两个重要的例外是颈部和肩部的斜方肌和胸锁乳突肌。这两块肌肉受到第十一颅神经的支配，相关的信息将在本书的其他地方，包括第五章中详细讨论。

任何一块肌肉中，都包含一条以上的脊神经分支，这就提供了双保险的效果，即如果其中一条脊神经受损，肌肉仍可以通过利用其他神经分支发送和接收信号，保持正常的运作（尽管其功能的有效性可能会相应受损）。

每一条脊神经也会同时支配好几块肌肉。在通常情况下，这些肌肉也是一系列运动的一部分，例如肩部、上臂、前臂、手腕和手指的肌肉，共同作为一个单元，控制手臂或手部的基本运动。

神经的运动通路发出肌肉收缩的信号。脊髓感觉神经收集身体的各种信息，并将其反馈给大脑：它们承载着疼痛的感觉、身体各部位的位置关系、运动、肌肉或筋膜的张力，以及除了面部（由颅神经支配）以外的身体所有部位的触觉。

脊髓和颅神经的分支，在传统上被分为运动神经和感觉神经，但这种分类过于简单。如果我们更仔细地观察个别的“运动神经”，会发现它们包含了部分运动纤维，但也包含感觉纤维，能够将肌肉的紧张状态报告给大脑。我们现在知道，“运动神经”中的大部分纤维实际上是感觉神经。

这种感觉神经纤维和运动神经纤维的结合，提供了一个反馈回路，使人体能够在利用运动神经纤维使肌肉紧张的同时，通过感觉纤维将肌肉紧张程度的变化信息传回大脑。这让我们可以调整肌肉的紧张程度——相较于因为缺乏感觉纤维的反馈信息而导致肌肉只能处于完全紧张或根本不紧张的状态，这显然更具力量和效率。

在正常运作情况下，脊柱神经能够促进轻松、协调、优美的动作，使肌肉使用最少的能量来完成所需的动作。但是，如果身体处于紧张状态，所有的肌肉都会处于紧张状态，这种自然的协调性往往就会丧失，人体的动作就会变得不协调、笨拙或无力。

○ 脊柱交感神经链

脊柱神经的分支会到达特定的身体结构：皮肤（皮肤腺体）、肌肉（肌腺体）、内脏器官（内脏腺体）、韧带、筋膜和结缔组织（筋膜体）。脊神经不是单一的、只支配一个肌肉，而是有一定的重叠，因此多个脊神经的分支可能支配同一个肌肉。这就形成了一个后备系统，因此，如果一个神经的一个部分受损，其他部分仍然可以收缩同一肌肉，尽管工作效率较低，但它仍然可以发挥作用。

脊柱的一些神经会去到内脏。例如，来自胸椎T1和T4的神经去到心脏，T5和T8的神经去到肺，T9去到胃，T10去到肾脏。其他神经服务于其他结构，包括膀胱、生殖器官和肠道等。

在离开脊髓后，连接胸椎和上腰椎的一些神经纤维（T1—L2）会向侧面延伸一小段距离。其中一些神经纤维会停留在同一区域，而另一些则会与来自脊椎上下的神经纤维连接，形成交感神经链的一部分。交感神经链延伸至胸椎和上腰椎之间的整段脊椎，并连接到这些区域的脊柱神经。大部分的交感神经会连接到内脏器官和头部，并沿着动脉连接到相应的人体器官和肌肉。

当人类面对生存的威胁时，整个交感神经链会瞬间进入活跃度暴增的状态，形成“战斗或逃跑”的应激反应，并调动全身的资源准备下一步行动。这种反应是即时的、全身心的。在生存遭受威胁或危险时，这种反应是适当的。人体的肌肉紧绷，为战斗或逃离所需的动作做好准备；这在举重界被描述为“振奋状态”。

一些受这些交感神经纤维支配的人体器官，会增加其活动水平，以支持这种全身防御状态的调动。例如，心脏跳动加快，为肌肉系统提供更多的血液；血压增加，以便能够将更多的血液泵入进入紧张状态的肌肉；肝脏会将储存的糖分释放到血液中，使肌肉获得额外的能量可供燃烧，而来自交感神经链的生存应激反应，使呼吸道的肌肉最大限度地打开，提高了人体的呼吸能力，让我们能够最大限度地吸收氧气，以便充分调动身体，进行战斗或逃跑。

同时，其他器官（主要是参与消化的器官）也会减慢或停止活动，并导致食欲不振、食物在肠道内的消化和吸收活动减慢或停止等症状，使我们产生肠胃不适的感觉。

在受到威胁或挑战的情况下，交感神经反应所产生的应激状态会影响到全身，因为它可以同时调动全身所有部位的肌肉。脊柱交感神经链在“战斗或逃跑”这一应激反应中的激活，是自主神经系统的三种可能状态之一，这一主题将在本书后面的章节中详述。

肠道神经系统

肠道神经系统是一个连接内脏器官的神经网络。由于它们相互之间、与内脏器官以及器官之间的结缔组织交织在一起，解剖学家至今无法完全追踪到肠道神经的路径，因此我们对这些神经几乎一无所知。所以，在大多数解剖学书籍中，我们也很难发现关于它们的详细论述或信息。

也因为如此，我们对肠道神经系统的功能同样几乎一无所知。我们最多只能猜测，肠道神经能够在某种程度上，帮助不同的内脏器官相互沟通，以协调非常复杂的消化过程。

肠道神经系统有时甚至被称为“人类的第二大脑”，拥有一种超出人类认知范围的智能。因为我们既不能有意识地了解消化过程中发生了什么，也不能主动进行调节。

第二章

多重迷走神经理论

能否观察到一个事物，取决于你所使用的理论。因为观察的理论，决定了可以观察到的内容。

——阿尔伯特·爱因斯坦

自主神经系统的三个神经回路

传统上，自主神经系统被认为是调节各种内脏的“自主”功能，如消化、呼吸、性欲、生殖等功能的系统。原有的压力或放松模型只分析出两个回路——交感和副交感。

在旧模型中，交感神经系统被认为在威胁和危险的应激反应情况下变得活跃。相比之下，副交感神经系统则表现为放松反应，与迷走神经的功能有关。这种古老的、几乎被普遍接受的自主神经系统模型假设仅存在单一的迷走神经，并没有考虑到实际上人体内存在两条截然不同的神经通路，都被称为“迷走神经”。

多重迷走神经理论，首先承认迷走神经存在两个独立的分支——两条独立的、不同的迷走神经，发源于两个不同的位置。如果我们假设自主神经系统由三个神经回路组成：迷走神经的腹侧分支（放松和社会参与的积极状态）、脊柱交感神经链（战斗或逃亡）和迷走神经的背侧分支（放慢、关闭和抑郁行为），我们就可以更准确地描述自主神经系统的工作原理。这三个神经回路调节人类的身体功能，以帮助维持身体的平衡。

多重迷走神经理论还为我们对自主神经系统的理解，提供了另一个层面的信息。自主神经系统不仅调节人体内部器官的功能，这三个神经回路还与我们的情绪状态有关，而情绪状态又反过来驱动我们的行为。

为患者提供按摩治疗的人都知道，一个人的身体可能太紧绷，另一个人可能太放松，而第三个人的感觉“恰到好处”。通常情况下，治疗师在接受按摩训练时，都会学习如何放松紧绷的肌肉。然而，这种方法对缺乏足够的肌张力的身体并不奏效。

金发姑娘原则和自主神经系统的三种状态

童话故事《金发女孩和三只熊》提供了一个很好的比喻，可以说明自主神经系统的三种状态。

当金发女孩独自在树林里徘徊的时候，她来到了属于三只熊的小屋。她敲了敲门，但没有人回应。她又累又饿，决定进去等主人回来。

金发女孩注意到桌子上有三碗粥。她尝了一下，发现第一碗太热，第二碗太凉，第三碗刚刚好。

她吃完那第三碗粥后，看到三张床，决定去睡一觉。第一张床太硬，第二张太软，但第三张床恰到好处，于是她躺在那张床上，心满意足地睡着了。

三种自主神经状态下的肌张力的质量，可以描述为：太硬或太热（在脊柱交感神经活动的战斗或逃跑状态下），太软或太冷（在背侧迷走神经活动的关闭状态下），以及恰到好处（在社会参与状态下，根据迷走神经的腹侧分支和其他四条与社会参与相关的颅神经的活动情况来判断）。

由脊柱交感神经链支持的活动，使人体能够为了战胜威胁而战斗，或者为了逃避威胁而逃跑。这是因为坚硬、紧绷的肌肉让我们能更快地移动整个身体；此外，也需要更高的血压来让血液流向紧张、坚硬的肌肉。

当背侧迷走神经的回路被激活时，当不需要紧绷的肌肉去战斗或逃离时（或者在某些极端危险的情况下，身体产生了关闭的生存反应时），肌肉的肌张力就会变低。低血压足以让血液进入软绵无力的肌肉。在极端情况下，这种低血压可能会使人失去知觉而昏厥。医学上称为“晕厥”。

正常血压适用于既不紧张也不软弱的肌肉——感觉恰到好处的肌肉。在社会参与状态下，在环境或身体通常没有威胁或危险的时候，神经系统感知到这一事实，意识到我们无须做任何事情，并可以真正放松并享受与他人在一起的乐趣。根据多重迷走神经理论，当人体处于社会参与状态时，我们可以在毫无恐惧、愤怒或压抑情绪的状态下保持静止。尽管血压、血糖和体温都正常，我们仍然可以保持足够的清醒和警觉。

握手可以很好地体现另一个人的自主神经系统的状态。过于紧张的身体通常是由于脊柱交感神经链的慢性活动状态造成的，意味着整个肌肉系统都在不断准备战斗或逃跑。这样的人的明显特征是过分用力地握手，即力度比一般人要强。相反，对于缺乏肌肉张力的人来说，通常意味着背侧迷走神经过度活跃。通常，这些人手部湿气较重且有时候会手脚冰凉。

如果我们的握手表现正常，则意味着腹侧迷走神经占据主导，尽管某部分肌肉可能会有些紧张，但也很快能够放松。按摩治疗师也会注意到我们的身体状态正常。

但肌肉的张力，只是监测人体神经系统状态的许多方法之一。

○ 体内平衡和自主神经系统

我们可以将控制内脏器官功能神经的神经回路，比作同时连接到加热器和制冷器的恒温器。当恒温器感知空气过冷时，它会打开加热器；而如果空气过热，则打开制冷器。哺乳动物同样需要将体温维持在合理的上下限内，并通过感官神经向体内的“恒温器”反馈关于体温高低的信息。

人类的行为模式以及生理功能，能够帮助调节身体温度。例如，如果我们感到寒冷，我们可以通过四处走动激发肌肉活动，进而产生热量，或者可以穿上更多衣服，以使身体隔热并减少热量散失。同时皮肤的血管收缩以保存热量。 所以有时候，当我们感到极度寒冷时，身体会开始不受控制地颤抖，下意识地通过肌肉的作用产生热量。

感到炎热时，我们会选择躺下或坐着以减少肌肉的活动，避免进一步升温。此时，血管会扩张，使更多的身体热量传递到皮肤表面，通过散发作用进行降温。此外，我们还会脱掉衣服，流很多汗水，因为汗水的蒸发也能够冷却体温。

当人们生气时，喜欢用“气（热）得脸红脖子粗”，而我们则会劝他们“冷静一下”。当人们不喜欢某事时，他们可能会退缩，我们将这种行为描述为“冷淡”。而且我们在产生想法时，会通过“热身”活动使其为人所知。所有这些表述，似乎都表明无论是冷或热的感觉，都能被视为情感状态的反映。

自主神经系统的三个部分共同作用，以控制人体器官的活动，实现体内平衡，并帮助我们继续恰当地适应环境状况，同时平衡体内状况。

我们还可以将多重迷走神经理论模型应用于许多生理领域的问题和诊断，例如消化或生育，而这些问题，通常会被视为超出人类控制或影响范围的难题。

例如，越来越多的科学研究利用心率变异性，通过量化心率的自发性节律，即呼吸窦性心律失常，来测量腹侧迷走神经活动。这些研究发现，腹侧迷走神经活动的低水平，与多种健康问题有关，例如肥胖、高血压、心律不齐等。还有一些推测认为，心率变异性也能够用于预测癌症的发作、癌症转移或癌症患者的死亡率等（有关心率变异性的更多信息，请参阅第四章）。

自主神经系统的五种状态

○ 生物行为：行为与生物过程的相互作用

与只专注于调节内脏器官功能的自主神经系统的旧模型不同的是，自主神经系统的新模型包含前述三个不同的神经通路，并将这三个通路与特定的情绪状态关联起来，进而驱动人类的行为。除了这三个独立存在的状态外，还存在两种混合了两个独立神经回路的混合状态，因此总共构成了自主神经系统的五种可能的状态。

其中一种混合状态确保人类能够体验亲密的情感，即背侧迷走神经参与人体活动减缓的过程，同时腹侧迷走神经允许我们在与他人相处时产生安全感。我们将在下文中详述这种状态。

另一种混合状态，则体现为友好的竞争。我们可能会在体育或其他竞赛中，为赢得胜利而竭尽全力，但这种竞争，是在所有参赛选手都事先同意的安全和规则框架内进行的。 在这种混合状态下，脊柱交感神经链激活的战斗或逃跑反应，与腹侧迷走神经分支活动相关的安全感有效地结合在一起。

○ 自主神经系统的三条通路

自主神经系统的第一条神经通路，是参与社会交互的神经系统。它涉及迷走神经腹侧分支和其他四条颅神经（三叉神经、面神经、舌咽神经和副神经）的活动。这条神经通路的活动具有镇定、舒缓的作用，并能够促进人体的休息和复原。

迷走神经腹侧分支与快乐、满足、爱等积极情绪有关。在行为控制方面，它的作用体现在促使我们与朋友和亲人的积极社交活动。社会参与的状态，为我们与他人共享的社会行为提供了支持和驱动力。因为与他人的合作，通常会提高我们自身生存的机会。因此，我们能够做出与他人一起聊天、唱歌、跳舞、吃饭以及合作完成项目，共同教养孩子等行为。

自主神经系统的第二条神经通路，是脊柱交感神经链，这条神经链在我们的生存遭受威胁时被激活。在这条神经通路被激活的情况下移动身体，我们就能够获得额外的反应速度和能力，以更好地应对生存威胁。因此，当我们感到不安全或危险时，身体就会出现这种“因恐惧而被激活”的状态。简而言之，脊柱交感神经与愤怒或恐惧等情绪有关，而这些情绪往往在为了克服威胁而进行战斗，或为了避免威胁而逃离等战斗或逃跑的应激状态下产生。

自主神经系统的第三条神经通路，是迷走神经的背侧分支。当我们面对压倒性的力量和迫在眉睫的危害时，这条神经通路就会被激活。当战斗或逃跑无法发挥作用时，我们会选择保存实力并保持静止状态。这条神经通路的激活，会强化我们的无助感、绝望感和冷漠感，在行为层面表现为退缩和自我封闭。这种状态可以表述为“因恐惧而无法动弹的状态”。

当人类或其他哺乳动物面临不可避免的致命危险、死亡或危害时，迷走神经的背侧分支就会被激活。背侧迷走神经活动的突然或极端激增，会导致身体进入休克或关闭状态，进而表现为肌肉系统失去张力、血压下降等症状，并可能导致晕倒或进入休克状态（晕厥）。

非洲平原上的野生动物纪录片捕捉到了下面的景象。

一只狮子追赶并捕获了一只小羚羊，一口将其咬住。当小羚羊受到威胁并逃跑时，它一直处于脊柱交感神经链活动状态。但当被狮子咬住时，面对即将来临的死亡，导致背侧迷走神经的骤然激活，关闭了身体的系统，结果是：它开始眩晕，并变得踉跄。

狮子一般不吃死肉，因此如果感知猎物已经死亡，它可能会松开下颚，放下猎物，然后走掉。正当狮子打算摇晃小羚羊的身体，并折断其脖子或使牙齿陷入其颈部时，小羚羊的肌肉因神经系统的关闭而无法提供正常的抵抗力。或许是羚羊的这种自我关闭的反应，麻痹了狮子并抵消了其杀戮的本能。狮子松开了嘴，小羚羊掉到了地上，狮子走掉了。

在狮子离开的几秒钟之后，小羚羊猛地站起来，飞速跑开，将狮子甩掉，并跑回母亲身旁。然后，开始悠闲地啃草，就好像刚刚的生死逃亡没有发生过一样。得益于其身体的自动关闭机制，小羚羊已经准备好应对下一次的生存挑战。

这个故事充分说明了在极端危险的情况下，背侧迷走神经的固有反应装置具备的适应性生存价值。

下面，我们来看看背侧迷走神经分支帮助哺乳动物成功防御的另一个例子：面对来自掠食者的威胁，豪猪将自己卷成球，其尖利的毛刺向外膨出，导致捕食者无从下口，并借此成功逃脱。

○ 两种混合的神经状态

除了自主神经系统的三种独立状态之外，还存在两种分别结合了两条不同神经通路的混合状态。

自主神经系统的第四种状态，即第一种混合状态，表现为支持友好的竞争或“无恐惧情绪的运动状态”，这种状态非常适合从事竞技运动，因为它结合了两条神经回路的作用，即脊柱交感神经链和主管社交活动的神经回路。前者的激活让我们能够充分激活身体，达到最佳的竞技状态；而后者的激活将确保我们保持友好，使我们遵循游戏的规则，安全地开展竞争并避免互相伤害。

在体育运动中，这种混合的状态能够确保我们为赢得胜利而合理地竞争。竞技的双方都同意遵守规则，并在规定范围内活动以确保安全。毕竟，这只是一场比赛，而不是生死之战。此外，自然界中还存在许多其他的无恐惧竞争状态，例如来自同一窝的幼犬会不断地相互啃咬嬉戏，就好像在彼此战斗一样。它们可以相互咆哮啃咬长达数个小时。

在日本，还存在恋人之间的枕头大战。恋人各执一个塞满羽毛，侧边开口的枕头。在相互击打的过程中，羽毛从枕头中飞出，填满整个房间。枕头大战通常是亲密恋人之间的游戏，这种相互击打的“战斗”现在已经演变成能够给恋人带来欢乐的游戏。

自主神经的第五种状态，也是结合两条独立神经回路的混合状态。迷走神经的背侧分支和迷走神经的腹侧分支的活动相结合，可以支持人际的亲密感和亲密行为。我们可以将这种状态称为“无恐惧的静止状态”，其主要表征为平和、信任的感觉。例如，在这种状态下，我们可以安静地躺下，与亲密的人相拥。

迷走神经

身体健康和情感健康紧密相关。如果我们感到头痛欲裂，那么就很难感到愉悦、快乐并有兴趣与他人建立联系。反过来说，如果我们一夜好眠、运动得当并享用了美味佳肴，我们就会感到身心愉悦，并自然而然地想要与人交往。而这种愉悦的人际联系，已经广为人知。

但是，很少有人知道，迷走神经有助于调节确保身体的健康和情感幸福所必需的大部分身体机能。想要保持健康、情绪良好并与家人、朋友和其他人进行积极互动，我们就需要确保迷走神经的健康和正常运作。

○ 迷走神经的前世今生

神经系统的解剖结构，描述了神经在人体中与肌肉、骨骼、皮肤、内脏器官等器官中的位置。而神经系统的生理学，则描述了这些神经的功能，即它们如何监控人体各个部位正在发生的事情，如何收集和整合这些信息，以及如何通过发送神经信号来控制人体的各部位的各类功能。

神经系统的解剖结构和生理学的深入研究，是一项重要的工作。

解剖学和生理学共同占据了医学院课程所教授知识的半壁江山。至少在过去的一个世纪中，这两个学科的研究，也成为西方世界所有卫生保健专业人员教育的必学内容。

迷走神经可考据的最早记载，来自希腊医生克劳迪斯·盖伦。生活在罗马帝国的盖伦，在为角斗士提供治疗的过程中开始研究迷走神经，此外还通过解剖无尾猿和猪来开展身体构造的研究。盖伦指出，某些角斗士的迷走神经被切断后，会出现功能性障碍的症状。

事实上，盖伦关于迷走神经的论述，仅占据了其医学研究成果的一小部分。他在医学方面的著作十分丰富，并得到了广泛的传播，也为其赢得了备受赞誉的声名。他的研究，在超过1500多年的时间里，一直被当成欧洲医学的基础。自盖伦的首次探索以来，迷走神经已经成为所有医学著作以及许多心理学家的论文和书籍的论述内容。

几个世纪以来，基于盖伦的初步研究，医生及其他保健领域的医学专家逐步相信，自主神经系统由交感神经和副交感神经两个系统构成，并支配着人体内脏器官的运作。这个理论认为，交感神经在压力状态下被激活，并有助于动员身体进入战斗或逃离状态，或在必要情况下，进入假死状态。而副交感神经系统，则被认为主要由迷走神经构成，能够促进人体的放松、休息和复原。

这种理论几乎得到了普遍的认可，并认为交感神经系统和副交感神经系统共同构成了一个体内的平衡系统，即随着人体在压力和放松两种状态之间来回切换，相应地调节身体的各项活动。这个关于自主神经系统的旧观念认为，人体的状态（两种系统）之间的关系，类似于跷跷板的两端。当一头翘起时，另一头会被压下，反之亦然。

大约在20世纪，慢性压力开始被确定为一种健康问题，并可能引发心脏病、哮喘、糖尿病和许多其他类型的疾病。因此，在确保迷走神经的良好运作的基础上获得的放松，被认为对健康至关重要。迷走神经被认为可以确保负责循环（内脏和脾脏）、呼吸（细支气管和肺）、消化（胃、胰腺、肝脏、胆囊和小肠）的内脏器官的正常功能，以及排泄（大肠的上升和横向部分以及肾脏和输尿管）等人体器官和系统的正常运作。

除迷走神经外，“放松状态”的定义通常包括骶副交感通路的活动，涉及降结肠、直肠、膀胱和输尿管下部等区域。这些通路中的一些分支，还可以支配生殖器官，从而激发各种性反应。部分“副交感神经”包括来自脊柱最底部骶骨的骶神经。这些神经分支，与迷走神经一起被称为负责“休息和消化”或“喂养和繁殖”的神经系统。

1994年，史蒂芬·伯格斯在心理生理学研究会的主席演讲中，介绍了多重迷走神经理论，并提出了对迷走神经功能的全新认识。一年后，他将这些理论，发表在《心理生理学》杂志上，题为“应对防御型的世界：哺乳动物对人类进化传承的影响——多重迷走神经理论”。

伯格斯提出了一个与旧系统完全不同的自主神经系统模型。尽管其压力概念与旧模型中的相似，但他更专注于自主神经系统的三个全新的部分：迷走神经的腹侧分支、交感神经系统和迷走神经的背侧分支。

两条都被称为“迷走神经”的神经分支

迷走神经（第十颅神经）的背侧分支和腹侧分支起源于大脑和脑干的不同位置，通过人体的途径不同，并且具备不同的功能。两者之间实际上没有直接的解剖或功能层面的联系，它们是独立且不同的神经分支。

在多重迷走神经理论提出之前，我们未能充分区分迷走神经的这两个分支。迷走神经的腹侧分支和背侧分支，经常被结合称为“迷走神经”或“第十颅神经”。而这也导致我们在尝试解读自主神经系统的功能中，遭遇了长期的困惑。

多重迷走神经理论，使人们有可能认识到迷走神经的两个分支之间的差异。腹侧和背侧的分支出现在人体不同的位置。“腹侧”一词是指迷走神经腹侧分支的位置，其起源于脑干腹侧（前侧或胃侧）的疑核。“背侧”一词的意思是“位于背面”。如前所述，背侧迷走神经源自大脑第四脑室的底部。迷走神经的两个分支会激发非常不同的生理状态，对内脏器官产生不同的影响，支持不同的情绪反应，并促进不同的行为。迷走神经功能的腹侧分支与其他四个颅神经，即第五、七、九和十一颅神经等同样起源于脑干的颅神经结合产生作用。腹侧迷走神经是有髓的，即因被雪旺氏细胞（结缔组织细胞）覆盖而绝缘，这使雪旺细胞能够比无髓神经更快地传输信息。而被人们研究的历史更长久的背侧迷走神经则没有髓鞘。

与能够刺激人体的极端状态，并进入战斗或逃跑模式的交感神经系统不同，迷走神经的两个分支都可以激活人体的静止状态。然而，基于两种非常不同的生理活动，腹侧迷走神经和背侧迷走神经产生的两种静止状态也极为不同。它们与两种不同类型的行为相关联，引起两种不同的情感反应，并且对内脏器官具有不同的影响。

○ 腹侧迷走神经回路活动的影响

当迷走神经的腹侧分支和与之相关的四条颅神经（第五、七、九和十一颅神经）正常工作时，人类和其他哺乳动物就能够享有理想的社会参与状态。要参与社会活动，我们就需要感到安全，无须克服或避免因外部威胁而导致的战斗或逃跑应激状态；此外，还需要确保身体健康。当我们处于正常的社会参与状态时，我们不需要做任何事情或做出任何改变，能够在没有恐惧情绪的状态下静止不动（放松），能够保持充满活力和生机的状态，不会出现崩溃或过度活跃的情况。

迷走神经的腹侧分支和与之相关的四条颅神经，能够正常促进人体的休息和恢复原状，确保当前的生理条件，能够实现最佳的身心健康、友谊、合作、相互支持、亲子关系和爱心关系。当我们处于正常的参与社会活动状态时，我们可以变得富有创造力、积极向上、富有成效和幸福。

有时腹侧迷走神经被称为“新的迷走神经”，因为它在人类的物种进化史中比背侧迷走神经出现的时间晚，即腹侧分支在进化方面出现较晚。尽管鸟类可能具有等同于腹侧迷走神经通路的可能性，但目前仅在哺乳动物中发现，而在其他类别的脊椎动物中均未发现腹侧迷走神经。根据史蒂芬·伯格斯的说法，迷走神经的两个分支，出现在脊椎动物进化过程的不同阶段。

当人类（或其他哺乳动物）身处安全的环境中（免受威胁、危险和不必要担忧的困扰）且身体健康时，通常表现出具有社会参与性的行为。

但是，当人类或其他哺乳动物受到威胁或处于危险中时，身体里的自主神经系统会关闭迷走神经腹侧分支的活动，并退回到脊柱交感神经活动（逃跑/战斗）或更早、更原始的进化反应行为（退缩/逃避）的状态。

如果神经系统运转良好，并且处于正常的社会参与状态，我们自然会以开放、信任和积极的期望迎接全新的环境。我们会感到安全，更愿意主动尝试进行沟通、合作和共享。即使面对威胁，我们的第一反应仍可能是开放和友好的行为。有时，这种积极的、亲社会的行为也可以使其他人感到安全，从而缓解因潜在的威胁而导致的对峙或敌对状态。

但是，如果这种亲社会行为不足以抵消威胁或危险的感觉，那么人类进化过程中最晚出现的神经机制——社会参与神经回路——将是第一个被抛弃的机制。我们将抛弃理性思考和有意识的选择，并将所有的精力转化为本能的、防御性的反应。

如果我们的自主神经系统认为情况不安全，我们的反应可能会从社交活动状态，转移到类似爬行动物的强烈的脊柱交感神经反应状态，因此我们可能会努力克服威胁，或者逃避以避免威胁。如果情况极端到战斗或逃离不足以应对，我们可能会进一步退缩，陷入封闭或崩溃状态，即由背侧迷走神经分支主导的撤退、分裂和封闭状态。

○ 背侧迷走神经回路活动的影响

背侧迷走神经分支，是迷走神经两条分支中较早进化出来的分支，存在于从无骨鱼类到人类（包括其他人）和其他哺乳动物的所有脊椎动物中，因此有时被称为“旧迷走神经”。

多重迷走神经理论，描述了背侧迷走神经回路激活后的两种自主神经系统状态。背侧迷走神经的单独作用，会导致新陈代谢停止。它使动物能够降低其重要功能的活动水平，从而节省能量。这可以被描述为“因恐惧而静止”，即尽管感到恐惧，但我们无法应对危险或逃避，于是只能彻底放弃挣扎。

背侧迷走神经可能形成的另一种状态被称为“无恐惧的静止状态”。这种状态将背侧迷走神经回路的活动与社交参与神经回路的活动结合在一起。当我们感到安全，并选择相对静止的状态以便与另一个人亲密地相处时，就会出现这种状态。

哺乳动物的冬眠在某种程度上也涉及了背侧迷走神经的活动，但与机能的完全关闭不同。例如，熊在冬天冬眠，更多是为了减缓机能，而不是彻底地停止代谢。作为温血动物，熊与所有其他哺乳动物一样，必须保持最低的摄氧量和体温（通常高于周围空气的温度），以保持其大脑功能免受低温影响。

相反，爬行动物几乎可以完全关闭身体运作，从而大幅降低其心率、呼吸和消化，以节省能量，直到下一次进餐。乌龟在淡水池塘底部寒冷的近冻水域中休眠时，会关闭其新陈代谢和生命过程，其体温会下降到周围水温的程度。乌龟是冷血的，它不会产生自身的能量来升高体温，因此，它通常会躺在岩石上，通过吸收阳光和空气中的热量来维持体温。在洞穴中冬眠的熊，其背侧迷走神经活动的活跃度较低，这与冷血爬行动物（如乌龟）几乎完全关闭身体机能的状态完全不同。冬眠状态下的熊，其体温仅下降了几度。

当人类或其他哺乳动物面临致命的危险时，背侧迷走神经活动的突然激增，可能会导致身体的休克或因恐惧而无法动弹的现象。尽管我有时将这种生理状态称为“躯体的关闭”，但在哺乳动物中，将其视为身体机能的极具削减更为精确。这种恐惧导致的静止状态，可以用作防御策略，例如某些动物会出现僵硬和假死行为。例如，老鼠在感应到附近的掠食者时会全身僵硬，变得“悄无声息”以避免被天敌发现。

鹰的视力非常好，哪怕一只老鼠正常呼吸发出的细微动作，也逃不开它的眼睛。如果一只雄鹰在老鼠活动的范围上方盘旋，任何试图逃跑的老鼠都会被发现，并会迅速俯冲而下，用其利爪抓住老鼠。因此，老鼠放弃了逃跑，选择静止不动。它将减慢其身体的重要活动并屏住呼吸，直至雄鹰飞走，危机解除。

但是，如果这种减缓的速度太快或太过极端，则可能导致老鼠被吓死。研究发现，大约有10%的老鼠，死于因猛禽或蛇的危险反应而导致的瞬间机能关闭。

多重迷走神经理论，描述了背侧迷走神经的活动激增作为一种防御策略的运作过程。这种生理策略会导致身体出现休克或崩溃等生理状态，以帮助我们应对真实或想象中的创伤事件、极端危险或迫在眉睫的危害。在这种状态下，放弃逃跑或假装死亡反而可以挽救生命。通过保持静止不动，我们可以避免掠食者或敌人的注意。此外，静止不动还可以帮助节约能量。

但是，当外界不再存在任何威胁或危险时，长期保持背侧迷走神经的激活状态，会导致我们无法清晰思考，降低生产效率和生活的乐趣，并妨碍我们回归正常社会参与状态的进程。现代社会已经长期处于压力之下，更不幸的是，我们仍未意识到，背侧迷走神经回路的长期激活状态，已经造成了另一种无法忽视的健康问题。

当背侧迷走神经的活动处于非极端的长期激活状态时，将表现为情绪层面的抑郁感。在日常生活中，很多人表示自己经历了“抑郁症”，或认为自己存在“抑郁的”情绪和行为，但却没有得到精神病医生或心理学家的明确诊断。因此，在本书中，我更倾向于用“压抑感”“压抑行为”“背侧迷走神经活跃”等术语，而非“抑郁症”这一医学或心理学专业术语来描述这种状态。

被诊断为抑郁症的人，或处于抑郁状态的人，通常对过去令其感到愉悦的活动失去兴趣。他们要么暴饮暴食，要么食欲不振或消化不良。他们精神萎靡，缺乏生机和活力，表现为性格内向、冷漠、无助或拒绝社交。他们会经常感到悲伤、焦虑、空虚和绝望、卑微、内疚、易怒、羞愧或不安，并可能会出现嗜睡、精疲力竭和无所事事等状态。

他们可能还会存在无法集中注意力、无法记住细节信息或无法做出决定等问题，并经常遭受纤维肌肉疼痛的困扰。他们可能会出现自杀的想法、倾向或行动。这些实际上都是背侧迷走神经系统被激活的症状。

医学研究通常更专注于慢性应激症状的研究，而忽略了长期抑郁背后的生理学因素。但是，当被心理学家或精神科医生诊断为患有抑郁症的患者来到我的诊所时，或当他们表现出抑郁行为时，我发现他们的问题通常伴随着背侧迷走神经的激活状态。

如果切换到背侧迷走神经分支激活状态的过程十分突然，则可以被称为休克或创伤，我们可以将这种状态描述为“机能封闭”。当一个人面临积极危险的情况和/或即将死亡的可能性时，逃离或跳出当前身体所处的环境是一种自然的反应，并进而引发身体、情感和情绪层面的关闭，甚至导致晕倒。

在理想的情况下，当危机解除时，我们应该能够摆脱这种封闭的状态，重新回归正常的社会参与状态，并应该能够“找回正常的知觉”。但很多人会因为恐惧而陷入某种程度的长期“封闭”状态，当这种症状出现时，我们首先应该怀疑是否背侧迷走神经回路处于慢性激活的状态。

在多重迷走神经理论被提出之前，抑郁情绪和行为等问题都缺乏神经系统方面的生理解读。因为这种状态既不符合旧模型中的压力状态，也不属于放松状态。这就是我们很难找到安全、非成瘾和有效的治疗方法根治抑郁症等类似疾病的原因。

史蒂芬·伯格斯的多重迷走神经理论，主要研究自主神经系统、情绪和行为之间的关系。他的研究成果，也使得心理学家、精神科医生和一系列有才华的、有见地的创伤治疗师对这些理解的应用产生了日益浓厚的兴趣。伯格斯描述了被其称为“迷走神经刹车”的方法——通过激活主导社会参与的神经回路，使其发挥“刹车”的作用，阻止其他神经回路的负面影响，并使人体最终能够脱离慢性背侧迷走神经或脊柱交感神经状态激活的状态。

在面临正常的生存挑战时，迷走神经的脊柱交感神经链或背侧分支可能会被触发，并进入活跃的防御状态。但是，当社交参与神经回路与这两个回路中的任何一个结合时，就能够扩大人类防御行为的范围。当社交参与神经回路与脊柱交感神经链结合在一起时，这种混合状态就可以促使我们进行友好的运动，包括作为人类游戏活动核心部分的竞技性战斗。当支持静止状态的背侧迷走神经回路与腹侧迷走神经的保护性调节功能以及社会参与神经系统的其他组成部分（例如韵律发声等）结合在一起时，就会产生自发的亲密感，使得人们可以在身体上亲密无间、分享积极的爱情等感觉。

通过本书提供的自主练习，你只需一两分钟即可恢复到正常的社会参与状态。

○ 背侧迷走神经激活的症状

如果我们无法正常处于社会参与的状态，那么在面对不利条件时，就会产生许多负面的生理和情感症状。其中一种反应就是以战斗或逃跑的应激状态为特征的脊柱交感神经链的激活状态。

另一种反应则是背侧迷走神经回路的激活：这将导致我们的肌肉和结缔组织失去其正常的张力，变得软化和失调，导致我们觉得身体沉重。其他触摸我们身体的人，会感到我们的肌肉过于松弛。哪怕是一个很小的任务，我们依然感觉需要付出巨大的努力才能移动和完成。

在这种状态下，我们通常会感到无助、无动于衷和绝望。我们的心律会减慢、血压下降；血液从身体四周流向心脏。通常充满氧气和营养并流到手臂和腿部，从而在脊柱交感神经链激活状态下产生战斗或逃避反应的血液，被撤回至胸腔和腹部，以维持最低水平的内脏功能。 因此，在这种状态下，我们的手和脚会感到寒冷或湿冷。

当我们处于背侧迷走神经激活的状态时，经常会感到身体不同部位的疼痛。大多数人认为，身体疼痛是因为肌肉的紧绷，因此治疗师通常会在感到疼痛的地方和/或肌肉发硬的地方进行按摩放松。但是通常情况下，当按摩治疗师通过按摩缓解了某处的疼痛时，身体的其他地方又会产生疼痛感。

按摩治疗师可能会觉得这种情况莫名其妙。他们相信自己的治疗手法，因为他们已经使曾经僵硬的肌肉变得松软。而患者也没有感受到按摩师的治疗效果，他们通常会说："现在这种疼痛转移到别的地方去了。"因此，按摩的治疗手法，实际上将疼痛从一个地方驱逐到另一个地方，并且未能让服务对象真正感觉到改善的效果，这种情况通常被诊断为纤维肌痛。

因此，为了缓解疼痛，治疗师不应该仅仅简单地按摩感到疼痛的部位，而是通过激活腹侧神经回路的状态（例如通过本书第二部分提供的“基础练习”），缓解或关闭患者背侧迷走神经激活的状态，来从根本上解决疼痛的成因，这才是最佳的治疗方法。

当人体处于休克或封闭状态时，还会存在其他可观测到的症状，如：面色苍白、显得毫无生气、反应迟钝、面部表情僵硬、肌肉下垂。声音也缺乏韵律（旋律表现力），即死气沉沉的，没有旋律。眼睛显得呆滞无生气——没有火花。此外，血压也可能很低，这可能导致头晕或晕厥（血管迷走性晕厥）。导致所有这些症状的原因是，在人体的肌肉被弱化的情况下，血压就不需要太高，因为较低的血压就可以在张力被降低的肌肉中推动血液的流动。

背侧迷走神经的激活状态，也可能与姿势性体位性静态心动过速综合征有关。姿势性体位性静态心动过速综合征的患者，在站立时通常会因血压下降而晕倒，并通常表现出许多自主神经系统失调的症状。许多姿势性体位性静态心动过速综合征症状，似乎是由自主神经系统对血流和血压的控制不平衡而引起的。正常情况下，在站立时，自主神经系统会对血管张力、心率和血压进行必要的调节。但在姿势性体位性静态心动过速综合征的患者身上，神经系统似乎失去了平衡，导致血液流向了错误的地方。

背侧迷走神经回路的激活，也会引起出汗或恶心。在极端情况下，例如突然和严重的惊吓，可能会导致我们无法控制膀胱和肛门括约肌，并导致呼吸减慢，且每次呼吸的量远少于平常。当压倒性危险出现时，我们的意识会内缩，甚至完全消失，从而导致意识和身体的失联，无法感知身体的情况，最终导致一种游离于现状之外的情况，仿佛自己正从旁观者的视角观察身体的行为，产生一种体外的精神体验（所谓的魂飞体外）。

背侧迷走神经的激活，也减少了流向大脑额叶的血液。额叶是控制人体高级功能的神经所在的位置，被认为是控制人类专有行为的大脑部分，与语言表达的能力和意愿的功能有关。而“意愿”，指的是构想做某事的想法，并监督我们朝着这个目标前进。

通常，在发生创伤事件之后，人们会表示自己不记得发生了什么，这是因为人类的大脑无法对当时发生的事情形成语言表达或视觉信息。其原因是在创伤事件中，感官器官的下意识关闭，我们仅依靠大脑和神经系统中更原始的部分做出反应。

类似昏迷的分裂状态是一个普遍存在的问题，其主要特征是背侧迷走神经的持续激活，使我们处于长期的恐惧生理状态。这将导致我们可能无法参与群体的对话，昏昏欲睡且缺乏同理心。我们可能也夸夸其谈，但却无法提供关于自身或当前处境的任何有意义的信息。我们无法设定目标或采取行动来推进能够改变现状的变化。背侧迷走神经分支的长期激活状态会造成并恶化前述抑郁的状态和行为。

但是，在无恐惧情绪的状态下，背侧迷走神经分支的活跃将会产生完全不同的效果。背侧迷走神经的活动与社会参与的颅神经的活动相结合，并处于无恐惧的静止状态时，就能够为人体的休息和恢复提供生理基础，并为亲密人际关系的建立提供支持。

○ 腹侧迷走神经活动的影响

在爬行动物之上的进化阶层的顶部，包括人类在内的一类哺乳动物已经进化出一种更为复杂的神经系统，包含了腹侧和背侧的迷走神经回路（请注意，现代的爬行动物不是哺乳动物的进化祖先。原始的、已经灭绝的爬行动物才是人类的进化祖先）。

在整个动物界，只有哺乳动物拥有迷走神经的腹侧分支——腹侧神经回路。要激活腹侧迷走神经回路，对周围环境和监测身体状况的身体感受神经反馈的要求是，个体不仅需要确保身体的安全，还要具备情绪层面的安全感。

在身体活动或静止状态下，腹侧迷走神经回路都有可能处于活跃状态。它的这种状态，结合其他四条颅神经（即第五、七、九和十一颅神经）的作用，使我们能够处于正常的社会参与的状态。这种社会参与的状态，远远超出了自主神经系统旧模型中“放松状态”这一简单的概念。此外，旧模型也仅具备压力和放松两种对立的状态。腹侧迷走神经的激活状态，使我们能够休息和自我恢复。当我们不存在恐惧的心理时，就可以选择静止休息。我们可以在一个温暖的夏日傍晚，与喜欢的人坐在后廊的摇椅上，静静地欣赏落日的美景，或安静地欣赏音乐，做白日梦或冥想。

反过来，当我们不处于正常的社交参与状态时，就可能遭遇许多负面的身体或情绪问题，例如以战斗或逃跑为主要特征的交感神经系统的激活状态，或背侧迷走神经的激活状态（僵硬和/或情绪低落）。

尽管迷走神经的背侧分支和腹侧分支有非常不同的功能，但盖伦及其下属的解剖学家并不知道迷走神经背侧分支和腹侧分支是两套独立存在的神经系统，这也不足为奇。因为在盖伦观察角斗士的伤口，或者解剖猪和无尾猿猴时，并不具备如此先进的现代解剖仪器和设备。此外，他无法冷却尸体，无法使用甲醛保存它们或在显微镜下观察它们。

考虑到所有这些困难，盖伦依然能够以如此精确的方式发现有关迷走神经解剖结构的诸多细节，已经非常了不起。但他未能区分两套被统称为“迷走神经”的神经回路的事实，也误导了解剖学、生理学、心理学和医学领域的学生和从业者长达数千年的时间。

压力与交感神经系统

正如被滥用的“抑郁”一词一样，“压力”一词也存在广泛地被滥用的情况。不准确地使用已经导致其含义变得不精确。因此，更为精确的说法是，将压力描述为由交感神经系统的激活状态而引起的战斗或逃跑反应，从而导致的生理状态。

旧的应力/放松的自主神经系统模型，认为应力与放松状态互为对立面。但并没有描述在休克的生理状态或抑郁导致的情绪低落状态下，内脏器官会发生什么，毕竟这两种状态都表现为因恐惧而触发的静止状态。此外，旧模型也不了解神经系统中不同神经回路的构造和功能，但它们一方面会造成震惊或沮丧的感觉，另一方面又能够推动社会参与。

在多重迷走神经理论中，长期以来被认为激发放松状态的（单一）迷走神经，现在被理解为包含了能够激活两种不同的非压力状态的途径，且两种途径都无法完全对应自主神经系统的旧模型所提倡的放松状态。

为了避免因“压力”这一被滥用的词汇导致混淆，我更倾向于使用史蒂芬·伯格斯对战斗或逃跑应激状态的描述，即“恐惧驱动的行动”，并尽力坚持使用相应的压力生物学模型进行分析，即交感神经系统对外部事件或内心状态的反应（恐惧驱动的行动），且最大限度地发挥了人类抵抗或逃跑的潜力。从神经学角度来看，这种状态的产生主要是因为脊柱交感神经链的快速激活。作为一种防御策略，这会促使身体产生强大的肌肉反应，并有可能在危难之中，做出巨大的努力来挽救我们（和/或其他人）的生命。

在理想情况下，危机过去后，交感神经链激活的状态也会消失。如果我们的神经系统具有正常的弹性和恢复力，那么应该能够自然地恢复到社会参与的状态。但如果没有恢复，或交感神经链的激活变成长期存在的状态，就会对我们的身心健康和社会关系产生不利影响。

此外，交感神经链的激活，不仅限于防御策略。当我们身处安全的环境，且自主神经系统处于最佳状态时，每次吸气都能够轻微地激活交感神经系统，使我们的血压升高，心跳加快，脉搏跳动变强。而在我们呼气时，轻微的交感神经激活状态消失，心跳频率和血压同时下降。因此在呼气时，我们的心跳应该放缓，且脉搏跳动变弱。

通过指尖敏锐度的训练，治疗师应该能够感知这种轻微的变化，即脊柱交感神经链激活和腹侧迷走神经回路激活之间的轻微切换。如果呼气和吸气之间脉搏没有发生任何变化，则表明自主神经系统可能存在功能异常。

○ 战斗或逃跑的应激反应

战斗或逃跑的应激反应会对我们的身体产生诸多影响，所有这些作用都是为了帮助人体在遭受威胁并进入压力状态时能够存活。在这种状态下，绷紧的肌肉会增加血液循环的阻力，因此为了通过紧绷的肌肉输送血液，人体的血压会升高。

与此同时，心率加快，以确保可以将更多的血液输送到肌肉中。小支气管扩张，帮助我们更轻松地呼吸，从而增加输送到肺部的血液和细胞中的氧气含量。此外，更高效的呼吸也有助于我们排出肌肉细胞代谢的废物，通过呼气排出体内的二氧化碳。同时，肝脏将多余的糖分转化为能量，快速通过血液输送到身体各部位。

硬骨鱼是具备“脊柱”交感神经系统的第一类脊椎动物，并进而产生被生物学家称为“压力”的状态。两栖动物也具备脊柱交感神经系统，并借此迅速逃离危险。爬行动物也利用脊柱交感状态来获得超乎寻常的反应能力，因此处于压力状态下的鳄鱼可以高速运动。在短距离内，鳄鱼的运动速度可以达到奥运会短跑冠军的一半。

这种相同的脊柱交感神经系统，允许人类和其他哺乳动物通过战斗或逃避威胁（恐惧驱动的行动）来将压力状态作为防御策略。就像爬行动物和两栖动物一样，人类的压力状态和封闭状态也同样可以为应对各种意外情况提供极大的灵活性。

当用作防御策略时，交感神经系统可以帮助我们最大限度地发挥战斗或逃跑的能力。如果结合社会参与的状态，交感神经系统也可以通过社交活动的神经回路，以积极的方式暂时激活，以促进游戏、体育竞赛甚至性前戏中的社交交流。

战斗反应不仅限于肉体上的暴力行为，还包括旨在通过武力改变事物的其他各种行为：以讽刺和虐待形式进行的言语侵略，被动攻击（拒绝参与作为反击的行为），随机攻击陌生人，肆意破坏财产，等等。

同样，逃跑不仅包含逃跑的行为，还包括主动回避他人、情况或地点，或（可能是由于焦虑或惊恐发作所致的）通过看电视或参加其他单独活动的避世行为。

例如，玩暴力视频游戏，可能会使我们的神经系统暂时处于被唤醒和战斗状态，而沉迷于这些游戏并不断玩这些游戏，则可能会使我们长期保持这种状态。考虑到其负面影响，父母可能需要减少孩子们坐在电脑前的时间。

这也可能意味着父母自己也应该减少花在电脑前玩游戏的时间。与其让孩子独自看电视或玩电子设备，父母最好与孩子们在一起，进行社交互动和对话。父母应该承担起与孩子和家庭其他成员一起进行游戏和其他社交活动的责任，而这些活动在互联网和电子产品出现以前，是各个家庭的常规活动。

○ 对压力的全新解读

尽管很多人都表示深受压力的困扰，但实际上大部分人承受的压力并非来自脊柱交感神经链的激活状态。从生理层面来看，他们中的一些人，感到压力是因为他们处于背侧迷走神经的激活状态（触发了身体的封闭或退缩的状态）。其情绪层面的表征则为抑郁或沮丧的状态。

这种情况的原因，可能是过去某个时间发生的创伤事件，即使他们在生理上未出现交感神经链应激的状态，他们也可能被诊断为创伤后遗症。根据多重迷走神经理论，他们的这种状态，最好描述为背侧迷走神经的激活状态，导致他们出现嗜睡或懒得动弹等症状。

使人们摆脱伴随着战斗或逃跑行为的压力状态（恐惧驱动的行动）与神经系统关闭导致抑郁情绪和行为（恐惧驱动的静止）这两种状态的有效方法是：激活迷走神经的腹侧分支。

脊椎动物自主神经系统的进化发展历史显示，自主神经系统的三个神经回路是分层的，呈现从一种状态到另一种状态的阶梯状发展。基于最晚发展的神经回路（包括腹侧迷走神经分支）的社会参与状态，处于进化阶梯的顶部，它能够支持平和的静止状态和幸福感。低一级的梯级是脊柱交感神经链，它激活了战斗或逃跑反应。在最底部，即作为三种之中最古老的背侧迷走神经回路，则能够激发恐惧驱动的静止状态这一防御性的反应。

迷走神经腹侧分支的激活，将能够抑制脊柱交感神经链和背侧迷走神经回路这两个层级更低的神经回路的激活状态。腹侧迷走神经的激活，将能够为个体的生存和社会活动参与的富有成效的活动提供支持。这将同时帮助我们摆脱脊柱交感神经系统的慢性激活状态，也能够使我们根除因背侧迷走神经系统激活导致的背痛。

此外，我们无须从最低级的背侧迷走神经导致的关闭状态到脊柱交感神经链导致的压力状态，一步一步地调整到最高级的社会参与状态。这个调整过程可以一步到位，直接从最底层的关闭和情绪低落状态，直接调整到腹侧迷走神经激活的社会参与状态。

作为高于背侧迷走神经回路层级的脊柱交感神经链，其激活能够抑制背侧迷走神经回路导致的问题。因此，跑步、游泳或其他模拟了战斗或逃跑状态的运动，通常能够帮助患者摆脱抑郁的情绪或症状。

许多类型的抗抑郁药都以相似的方式起作用。它们主要通过对身体进行化学刺激，暂时激活了脊柱交感神经链。但是，抗抑郁药并不能激活正常的社会参与的水平，并可能产生不良副作用。如果有更好的选择，我相信大多数人都希望通过使用简单的自助练习（将在本书第二部分中详述）来摆脱抑郁状态。

本书提供的治疗方法，目的是使患者摆脱压力或沮丧状态，并达到正常的社会参与的水平。 理想情况下，本书中的练习和实操治疗手法，将帮助许多人达到社交参与和幸福的状态。

已经存在充分的理由，强调迷走神经腹侧分支的适当功能在实现最佳身心健康方面的重要性。 自主神经系统的状态，向我们表明了我们身体健康和情绪健康的总体水平。 当我们的自主神经系统处于压力或关闭状态时，我们通常会在健康、人际关系和情绪状态方面遇到问题。 在我的诊所和实践中，如果测试显示迷走神经的腹侧分支的功能失调（请参阅第四章），那么我的首要目标就是使该神经恢复正常工作。

多年来，我使用了不同的技术来帮助人们摆脱压力或沮丧状态，并恢复其腹侧迷走神经分支功能。在过去的几年中，我发现让患者通过练习“基础练习”（请参阅本书第二部分）来自我实践就足够了。

在某些情况下（例如，诊疗的对象为婴儿、小孩或患有自闭症的人时），在很难或不可能通过语言进行充分沟通以使他们自己进行正确的锻炼时，我会使用生物力学颅骶疗法的按摩技术进行治疗。其中一个方法，可以在“神经筋膜释放技术”（也在本书第二部分）中找到。

在患者进行基本练习之后，或者在我使用按摩技巧之后，我会再次测试其迷走神经的功能，以确定是否已实现所需的改善。在确定迷走神经腹侧分支恢复正常功能后，我会应用生物力学颅骶治疗的其他技术。在许多情况下，当他们的腹侧迷走神经恢复正常功能时，他们的健康问题就会得到减轻甚至根除。

“但是你不是专业的医生！”有人会说。没错，我的确不是。在我的诊所中，我不做任何形式的医学诊断或治疗疾病。进行诊断和使用处方药治疗疾病，完全是训练有素的医生的职责。在这种情况下，我所能做的就是评估和解决服务对象的迷走神经腹侧分支的情况，以及恢复社会参与状态所必需的其他四个颅神经的功能/功能障碍。

许多来找我的人已经获得了专业医生的诊断。我也治疗过接受了专业医学诊断的人，主要是为了改善其神经系统的功能。根据我的经验，改善他们的自主神经系统，帮助其恢复到社会参与状态，并使他们朝着最佳健康的方向发展，具有积极作用，且可以帮助许多人解决各种医疗问题。

在治疗前的交流中，如果患者告诉我存在的健康问题，我会记录下来——并思考是否可以将他们的健康问题，与参与社交活动的五条颅神经中某一条颅神经可能的功能障碍建立联系。在真正治疗之前，我会测试患者迷走神经的一个分支的功能。在某些情况下，我还将测试其他一些颅神经的功能状态。

然后，我让他们进行基本练习，或者使用本书第二部分中介绍的一种自我实践的手法和技术，或者使用生物力学颅骶治疗中的其他技术。完成诊疗操作之后，我会再次测试。如果我们使迷走神经腹侧分支的功能发生了积极的变化，则很有可能患者的身体会自我调节，他们的健康问题将得到缓解甚至根治。

我的方法帮助许多人解决了许多问题，包括压力、心理沮丧、偏头痛、纤维肌痛、难以集中注意力、记忆不佳或睡眠问题、消化困难、脖子僵硬以及背部和肩膀疼痛等。

我们生活在一个内部和外部不断变化的世界。我们的生存、健康和幸福，取决于是否拥有能够调节自身的灵活的自主神经系统，以便对环境和自身有机体的变化做出适当的反应。

第三章

神经感知和神经感知失灵

“神经感知”是史蒂芬·伯格斯提出的一个术语，用来描述神经回路是如何区分一种情况是安全、威胁还是危险的。它是一个持续的过程，通过这个过程，我们的自主神经系统将评估来自感官的信息，了解周围的环境和身体的状态。

神经感知发生在大脑的原始部分，超出了我们的意识范围。它可以比喻为一只忠诚的看门狗，时刻警戒着危险，让我们能够专注于生存之外的事情，或者说让我们可以安然入睡，并在入侵的信息提示可能危及生存时，才将我们唤醒。根据神经感知的信号，当我们处于安全状态时，会激活分工明确的各条神经回路，支持我们的社会参与和友好交流行为的状态；当我们受到威胁时，则会切换为战斗或逃跑的防御策略；当我们遭遇严重危险时，会关闭人体的各项机能。

大多数人都经历过所谓的“第六感”，即具备相应的神经感知体验，知道自己身处危险或有什么东西在威胁着自己，却不知道自己是怎么知道的。我的一个班上的一位年轻女子曾经说过：“我可以在背对的情况下，知道某个不认识的人在盯着我。在他走到我面前之前，我已经感知到他盯着我的目光。”哪怕无法给出合理的解释，也不知道其具体作用的神经通路，这种神经感知依然普遍存在。

神经感知失灵对生存能力的影响

神经感知让我们能够获取一些无法有意识获取的信息，因此在其正常工作时，是一种能够提高生存概率的天赋。且其工作速度要比大脑有意识地处理的感知信息更快速。

“在进房间之前，我就感觉到事情有点不对劲。”——那么，我们到底是如何获取这些信息的呢？有时候，神经感知的信息和其他有意识的想法之间会发生冲突，“我虽然感觉事情有点不对劲，但还是放任自己被说服，并无论如何都要去做”。

然而，神经感知的功能是有缺陷的，当它无法正常运作时，我们会发现自己遭遇巨大的麻烦。我们将无法清晰地感知实际存在的东西，反而会扭曲了正在发生的事实。当从感知到行为的神经回路不能以适当的方式运作时，就会产生错误的神经感知，导致一个人可能会对安全的情况做出错误的反应，将其当成是威胁或危险的，或反过来将危险的情况误认为是安全的。

导致神经知觉错误的原因可能有无数种。我们的知觉可能被愤怒、恐惧、嫉妒或冷漠等情绪所蒙蔽，或被困在创伤性记忆之中。我们可能会因长期停滞在震惊的状态下，或饥饿和低血糖，或疲惫、身体疼痛，或是生病了等因素而产生错误的神经感知。

我们可能会觉得自己非常正常，但突然被一些事情触发，导致我们想起过去的创伤性事件，并对这段黑暗的记忆做出反应，就好像它发生在当下。实际上，我们可能当前并没有受到威胁或遭遇危险，但我们的神经系统停留在过去，只要环境中存在一点点触发的刺激物，我们就会瞬间进入战斗或逃离的应激状态。阿尔伯特和科斯特洛在YouTube上发布的视频《我慢慢地转过身》就是这方面的一个绝佳例证。

此外，非常积极的人生经历，例如恋爱或与伴侣结合等，也可能导致错误的神经感知。我们有时候会听到这样的表述，说一个人因为“被爱情蒙蔽了双眼”而做出错误的判断，并因此无法察觉到可能导致灾难性后果的情况。

正常运作的神经系统应该是灵活的，使人体的整个机体能够适应当下的情况，判断情况是安全的、威胁的还是危险的，并做出相应的不同行为。但在化学物质（如处方药、其他药物、酒精等）干扰的情况下，信息通过人体的感官从环境中传入，但神经回路不能正常处理这些信息，进而导致人体的生理机能也不能做出适当的反应。例如，酒精会改变我们的感觉，从而改变我们的行为方式。许多药物——处方药以及非法和娱乐性药物——都会导致我们进入一种不正常的生理和体验状态。

下面这个故事，可以说明生物化学的干扰会造成错误的神经感知。有三个好朋友，都是20多岁的年轻人，决定一起前往华盛顿州西南角的一个国家公园里的一座活火山——圣海伦斯山，去进行为期一天的徒步旅行。山峰虽然陡峭，但只要身体条件好，并且具备在陡峭崎岖的地形上徒步的人，都能够顺利完成。而且大多数登山者在7个到12个小时内就能够完成往返行程。

三位朋友为这次徒步旅行做了充分的准备，他们每个人的背包里都有一张地图、指南针、急救箱、小刀和一套工具。他们每人都准备了一双好靴子、一顶登山头盔，以保护头部不被落石所伤，还准备了一件轻便的毛衣、防晒霜，以及防尘口罩和护目镜，以防落灰。雪地和火山灰反射的阳光会很强烈，所以他们还带了带侧护罩的太阳镜。他们每人都带了充足的食物和两夸脱的水。

一大早，他们就出发了。天气预报说是个温和的晴天，万里无云。他们根据天气预报，选择了适合的衣服。尽管他们只穿了T恤衫，但在太阳的照射加上徒步的消耗之下，他们也开始感到热。于是他们把水泼在头上，把汗水淋漓的T恤脱掉。

人体的体温主要通过神经反馈机制来调节，这种神经反馈机制主要通过下丘脑来运作，而下丘脑是大脑中处理来自身体关键温度传感器信息的部分。当身体开始过热时，会出现以下几种生理变化。当温度上升到98.6℉（37℃）以上时，靠近皮肤表面的血管的神经会导致血管扩张，增加流向皮肤的血液量。这就是所谓的血管扩张，使更多的血液到达皮肤的小毛细血管。人体有多达三分之一的血液可以在皮肤内循环，并在皮肤表面被周围的空气冷却。通过这种血液循环可以降温，此外，出汗也可以帮助身体的水分蒸发，使身体降温。

爬了几个小时之后，天气突然发生了变化。云层开始形成，空气变凉，然后开始下雪了。三位登山者都感觉到了寒冷，他们穿上了毛衣（他们并没有将湿掉的T恤再穿上）。不幸的是，这层干爽的衣服并没有迅速提供足够的保暖，而且他们没有带雨具。没过几分钟，他们的毛衣就被寒冷的雪水浸湿了。

下丘脑在体温下降时会积极运作，以保存热量——产生自动的保暖反应以及负责产生额外热量的机制被启动。对寒冷的正常反应是，压力激素肾上腺素、去甲肾上腺素和甲状腺素的分泌。这些激素会使肌肉收紧，导致发抖。发抖的肌肉快速收缩所产生的活动就能够产生体热。

应激反应时的神经，也会使血管的肌肉壁收缩，称为血管收缩。通过减少从身体核心部位流向皮肤，尤其是手脚的血液量，从而最大限度地减少热量流失。

但其中一位年轻的登山者在早些时候服用了日常的抗抑郁药物。这种药的一个作用是降低血液中的压力激素水平。这导致他的身体无法对寒冷的天气产生正常的应激反应。他没有发抖，血管也没有收缩，他的动脉和毛细血管仍然正常地扩张，皮肤的血流量也没有减少以防止进一步的热量流失。

由于药物的作用，他无法适应环境的变化，身体越来越冷。在极度低温的情况下，人体会出现心脏骤停的情况，最后他的心脏衰竭了。这位年轻的驴友，之所以没能活下来，是因为他的身体无法以正常的方式适应天气的变化。

这个故事具有警示性，说明化学物质会干扰人体对危险情况的正常反应，使我们的身体无法做出适当的反应来保护我们的安全。

神经感知失灵的其他诱因

我在前文中介绍过身体的机能关闭状态具备的生存价值。当狮子的下巴抵住羚羊或其他猎物的喉咙时，猎物的自主神经系统通常会在面对即将到来的死亡和无法再战斗或逃离的情况下，进入机能关闭的状态——在某些情况下，这可能会导致捕食者失去兴趣，从而挽救了目标猎物的生命。

相较之下，在人类复杂的现代文明生活之中，个体很少遭遇短短几秒钟的生死存亡瞬间。我们的个人问题，在很大程度上与身体层面的威胁无关，更倾向于在情感上或精神层面的挑战。我们可能需要按时完成一个项目；需要解决与周围人的关系中的困难问题；需要解决一个经济问题，或者是照顾一个因癌症死亡的家人。我们需要行动起来，做一些事情或说一些话，让我们的世界回到一个暂时的平衡状态。我们不可能总是坐在沙滩上，放松地享受周围的美景。

此外，人类通常不会在威胁或危险一消失之后，就能够立马摆脱威胁事件造成的创伤。在理想的情况下，我们应该能够“重置”自己的神经系统，使其焕然一新。但很多时候，创伤事件的影响，会在最初的冲击之后依然持续很久，并对我们产生长远的影响。有意识和无意识的记忆，会在我们的神经系统中停留数月、数年，甚至终生。如果我们无法摆脱这些负面的影响，就会反复出现不适当的行为，并承受持续的压力和身体机能关闭症状的影响。

有时候，会因为我们曾经有过创伤性经历，而对某些刺激发生异常的反应。引起应激反应或身体机能关闭反应的心理诱因，可能是相当具体的。对创伤事件的记忆，就像一个未爆的地雷，等待着被一个士兵踩在脚下，或许多年后被一个毫无戒心的孩子踩爆。这种反应之所以会被触发，是因为某种东西会自觉或不自觉地提醒我们，让我们想起之前的创伤。

安泰俄斯的故事

安泰俄斯（希腊神话中的大力士）与赫拉克勒斯（大力英雄）之间的斗争，是古代和文艺复兴时期雕塑最喜欢的主题。

安泰俄斯是海神波塞冬和大地女神德米特的儿子。希腊人认为他住在沙漠的边缘，即现在的利比亚。安泰俄斯会向所有的路人挑战摔跤比赛，杀死他们，然后将失败者的头颅放到他正在建造的神庙里供奉他的父亲。安泰俄斯打败了所有的对手，直到他与赫拉克勒斯对战。

每一次赫拉克勒斯把他打倒，安泰俄斯就会站起来，变得更强。赫拉克勒斯很快就意识到，把安泰俄斯扔到地上是打不过他的。他猜到了安泰俄斯神奇力量的秘密：每当安泰俄斯与地面——他的母亲——接触时，他就能够迅速恢复并获得更强大的力量。

赫拉克勒斯意识到了这一点，他抓住安泰俄斯的腰部，将他高高举起，切断了安泰俄斯与地面的联系。然后，赫拉克勒斯用他巨大的力量将他死死压住并打败了他。

安泰俄斯的故事被用来比喻不能脚踏实地的危险。而赫拉克勒斯则展示了当一个人在“失意”时，再次脚踏实地之后获得的心理和精神力量。

○ 感知我们自己的身体

早在1957年，当我16岁第一次学习高尔夫时，我买了本·霍根的一本书，他是美国早期最伟大的职业高尔夫冠军之一。书名是《本·霍根的五堂课：现代高尔夫基础知识》。霍根在书中写道：“如果你想打好球，而且是个右撇子的话，只要在挥杆时把意识放在左手的小指上就可以了。”

在我读到这句话之前，我曾尝试着在击球时用尽全力，或者尝试以最快的速度挥杆。虽然不明白本·霍根写的是什么，但我还是尝试了一下。最后，每次击球时，只要我下意识地去感应左手那根小指头，我击球的距离就会更远。此外，球几乎每次都是笔直地朝着果岭飞去。这是我第一次体验到了感应身体的力量。

现在有很多系统，包括普拉提、瑜伽、武术、心智冥想等，都可以帮助人们恢复对身体的感觉。如果我的患者已经具备类似的感知身体的方法，我会要求他们继续使用这种方法。如果没有，我会教他们一种方法来帮助他们感知自己的身体。

脸部的皮肤是由第五颅神经（三叉神经）支配的，而脸部的肌肉则是由第七颅神经（面神经）支配。轻轻地抚摸脸部，往往能让我们平静下来，帮助我们走出紧张的状态。很多时候，人们往往会不自觉地做出此类自我安抚的动作。

在给患者做按摩时，我会要求他们将注意力放在我的手接触到的身体部位。这对于处于精神层面分离和退缩状态的人来说尤其重要——这能够让他们回归到对自己身体的感觉中去，这成为我的首要任务。实际上，我不需要做任何事情。在那一刻，当我的手放在他们身上的时候，我并没有试图修复他们的身体，也没有试图改变他们的肌肉骨骼结构。我没有进行放松肌肉、释放关节运动、调整脊柱，或释放结缔组织的操作，相反，我的手会保持停留在原处。

作为治疗师的我，只需将手放在患者的身体上，轻轻地触摸他们的皮肤就可以了。然后我会要求患者，“将意识集中到我手指触碰的地方”。一开始，患者们可能需要一些时间来清理他们的思想或情绪上的杂念，以便清楚地感觉到他们的身体在哪里，以及身体里发生了什么。因此，我会重复这个过程几次。这个简单的办法，能够帮助患者把自己的感觉作为一种资源，使其能够找到身体的感知。

当我要求他们感应自己的身体时，我可以利用同样的机会去感应自己的身体；我喜欢打开自己的意识，去感应自己的脚或手，在促进患者自我感知的同时，让自己进一步地升华对自我身体的感知。

感知自己的身体，并保持脚踏实地的感觉，能够帮助我们保持腹侧迷走神经激活（社会参与的）状态。感知自己的身体，可以帮助我们避免因被情绪冲昏头脑而导致的错误的神经感知。

第四章

检测迷走神经腹侧分支

通过面部观察进行的简单评测

根据史蒂芬·伯格斯的说法，社会交往既需要看又需要听的能力。当你和一个人聊天时，你可以通过他看你的眼神、聆听你说话的程度，以及能听懂你在说什么的程度，来感觉到他是否处于社会参与的状态。你可以通过阅读他脸上的肌肉，来判断这个人是否正在看和听。这个人有没有时不时地看着你的脸，并与你进行眼神交流？他的眼睛是否睁开了？他能听到并听懂你在说什么吗？

脸部的肌肉是围绕着眼睛、鼻孔和嘴巴的肌肉组织（详见附录中“脸部肌肉”示意图）。当眼睛、鼻孔和嘴巴附近的扁平的圆形肌肉收紧时，就能够使这些器官周围的皮肤闭合。而当附着在圆形的肌肉上的扁平的、长方形的肌肉收缩时，可以把这些器官拉得更开，让更多的光线进入眼睛，让更多的气味进入鼻子，让更多的空气进入嘴巴。当我们做出情绪反应时，我们的面部表情也会随着这些张开或闭合而发生变化。

对方的眉毛是否微微上扬，眼睛是否放松、睁开？眼睛周围的扁平、圆形的肌肉叫作眼轮匝肌（其中匝肌指的是面部开口器官周围的肌肉，而眼轮则指的是与眼睛有关的肌肉）。通过收紧这块肌肉，我们就可以关闭眼睛周围的开口，减少进入眼球的光线量，就像老式反光相机的快门一样，减少通过控制镜头进入胶片的光线量。

当我们暴露在强光之下，或希望减少视觉的输入，或当我们不愿意看到某些东西，或当我们想要避免接收外界的感官刺激并沉浸于内心的想法时，我们就会收紧这块肌肉，并眯起眼睛。在这块肌肉收紧的情况下，我们就会远离当前的视觉刺激，远离此时此地。我们可能会回忆过去的事件、想象未来的可能性，或者进入冥想状态。

当眼轮匝肌上方和下方的扁平、长方形的肌肉紧张时，会把眼轮匝肌拉得更开，让更多的光线进来。当我们遇到“大开眼界”的东西时，这些肌肉就会紧绷起来。这些平坦的长方形肌中的肌肉张力，是表达惊喜的情绪时不可或缺的一部分。它可以改善我们的感官信息接收量，帮助我们更多地关注周围正在发生的事情。

奇怪的是，当我们的眼睛睁得更大时，我们的听力也会更好——视觉和听觉所涉及的神经之间存在一种神经学上的联系。在听课时，有些人为了更好地听到别人说的话，会稍微睁大眼睛。

当你与另一个人进行眼神交流时，在她的脸部中间区域（即眼底和嘴唇上方之间）接近三分之一的位置，寻找是否存在自发的面部表情。这个区域的细微变化，能够表明她的社交参与（或不参与）程度以及她的情绪反应的灵活性。

面部表情有两种：一种是我们为了向别人展示自己的感受而刻意摆出的表情，另一种是我们在不自觉的情况下自发出现的表情。我们可以根据其持续时间的长短，将后者划分为三种类型。

第一类无意识的面部表情显示了长期的紧张。这种模式的面部表情或多或少是永久性的，体现为深深地镌刻在我们脸上的皱纹，显示出我们特有的情绪状态。

第二类无意识的面部表情显示了情绪层面的紧张，相较于前者，这种模式不那么持久，表达的是我们当前的情绪。这种脸部紧张的模式，会持续一段时间——长短由特定情绪持续的时间长短决定。一般来说，其持续的时间足够让别人意识到我们当前的情绪。

第三类无意识的情绪表达中，位于眼睛和嘴巴之间的面部肌肉的张力会迅速变化，最多一秒钟内能够变化几次。我们通常可以在婴儿或儿童身上看到这些自发的微观表情变化。而这些变化在成人身上就比较少见了，因为成年人更容易沉浸在自己的认同感或情绪上。当我们看到这些快速的变化时，由于其变化速度太快，我们无法从认知上读出这些变化，因此无法确定这些面部表情是否表明了某种情绪，但这些自发的面部微表情的存在，给了我们一种感觉，那就是这个人是开放的、没有恐惧的。

当两个彼此有安全感的人进行眼神交流、互相对视，让彼此的感情流露出来，而不去审查，也不去刻意控制的时候，我们就可以观察到这种快速而细微的面部表情变化。这是一种理想的开放状态的体现，在这种状态下，我们面部情绪表情的变化，就像我们的思想一样迅速。这与我们在摆姿势拍照时，几乎是龇牙咧嘴的刻意微笑以试图表现出积极的情绪的状态，有着很大的区别。

你能在别人的脸上看到情绪的流动吗——那些轻微的、快速变化的、流畅的面部动作，显示出其感到高兴、满意、愤怒、恼怒、烦躁、恐惧、焦虑、悲伤或沮丧等情绪的变化？或者对方的脸一直是平淡无奇、一成不变的，停留在某种固定情绪的表情中？当他说话时，他的声音表达是否存在旋律性的变化？或者说他的声音是平淡的，说话的时候音调特别单一？

我们倾向于认为他人是一成不变的，但实际上每个人在与他人交往时，会受到情绪的影响，而这种情绪变化的根源，是在进行人际互动时自主神经系统状态的变化。

处于应激状态的人可能会用一种气势汹汹的眼神看着我们，他们的态度可能是咄咄逼人的；他们可能不会听从别人说的话；或很容易对某一句话做出激烈的反应；或在说到一半的时候，就会飞快地打断我们的话。很多时候，我们可能需要纠正他们的理解。“但我不是这个意思！”

处于恐惧中的人，会避免与我们进行眼神交流，或者只进行刹那间的眼神交流，然后迅速将目光移开。他们的呼吸可能会很浅，只进行胸腔的浅呼吸，并可能在吸气后屏住呼吸。

处于抑郁状态的人，会把头向前倾，或让头垂下，面无表情。他们的动作很慢，表现出缺乏精力的状态。他们没有任何热情，也不愿意与人交谈。有时，抑郁症患者在做什么或说什么之前，都会深深地呼出一口气或叹气。

○ 迷走神经功能的其他检查

在我的诊所里，除了观察前述方面的状态之外，我喜欢在所有的治疗开始时，先检测腹侧迷走神经分支的功能是否正常。如果患者表现出一些前文描述的“九头蛇”的症状（详见第一部分开头的症状列表），且测试表明其存在腹侧迷走神经的功能障碍，那么通常可以通过使用第二部分中描述的练习和技术，来改善其的状况。

然后，在患者完成第二部分提供的基础练习，或者在我用手给其做完基础练习后，我会再测试一次腹侧迷走神经的功能，以确定是否获得了预期的效果。这些测试获得的信息具备巨大的临床价值，且本书后面的章节中介绍的检测流程，将可以让我们自己评估腹侧迷走神经的功能，在实现自我诊断和自我保健的同时，还能够为他人提供帮助。

除了像后续章节中描述的那样，要求患者张开嘴发出“啊—啊—啊—啊”的声音并观察他们的喉部后方情况之外，在测试年幼的孩子、自闭症患者，或出现其他特殊情况的患者时，我还会采用另外一种测试的方法。例如，如果我在给二年级的孩子们演示这个操作时，当他们用小手电筒盯着另外一个同学的喉咙，并要求对方说“啊—啊—啊—啊”时，所有人可能都会笑得停不下来。

在这种情况下，我就会换一种检测的方法。这种方法基于梅耶、特劳布和赫林在19世纪末的观察，即在呼气时，脉搏和血液的跳动和流速应该比呼气时更快、更强（前提是腹侧迷走神经的功能良好）。在积累了丰富的诊疗经验之后，你可以感觉到某些人的脉搏和血液在一呼一吸之间的差异比其他人更明显，且也可能会观察到，在完成基本练习之后，同一个患者的脉搏和血液在呼吸之间的差异会发生明显的变化。

根据我个人的经验，一呼一吸之间脉搏跳动差异较大的人，往往身体和心理都比较健康。

然而我在临床上使用的这些测试，从科学研究的角度来看，有一定的局限性。因为它们主要基于我个人的主观观察，且只能显示迷走神经腹侧分支的功能是否正常。它们无法作为量化迷走神经功能水平的研究数据，因为每个人的迷走神经的正常功能状态都各不相同。下面，我将介绍迷走神经功能检测的其他方法。

通过心率变异性客观评价迷走神经的功能

在对自主神经系统进行科学研究的过程中，人们对心率变异性的认识越来越多，这可能为我们提供了另一种评估迷走神经功能的方法。

当我们的神经系统处于最佳功能状态并处于社会参与状态时，心跳之间的间隔时间长短会存在变化，这是由于心率随着呼吸、血压、激素和情绪的变化而自然上升和下降所造成的。心率变异性就是对这些差异的测量。心跳在时间间隔上的较大变化，被称为高心率变异性。

心率变异性可以作为一般健康的指标。它代表了测量自主神经系统活动的最具潜力的评估工具之一。当迷走神经的腹侧分支功能正常时，心率变异性会较高。越来越多的研究表明，高心率变异性与健康和长寿有关。

当腹侧迷走神经功能减弱时，人的自主神经系统会退回到应激状态或背侧迷走神经活动状态（详见第三章所述）。在这种情况下，一呼一吸之间，心跳的时间间隔差异变小或不存在，这被称为较低心率变异。

越来越多的科学研究表明，低心率变异性与各种心理/精神问题有关。例如，心率变异性的高低与情绪状态好坏有关，在创伤后压力、情绪紧张和焦虑状态升高的情况下，心率变异性会降低。

显然，较低的心率变异性也会导致注意力不集中、动作不灵活等问题，这两种症状都是多动症儿童常见的症状。创伤后应激障碍与低心率变异性之间也被证明存在联系。

在身体健康方面，有学者假设，低心率变异性是一般健康状况较差的一个诱因。一系列不良的健康状况，都可能与低心率变异性有关，例如肥胖、糖尿病神经病变、迷走神经背侧分支的活跃、婴儿猝死综合征的易感性、早产儿存活率低等。

肥胖的人一般心率变异性较低。我们可能会以为肥胖的人之所以会超重，是因为他们吃得太多且运动量不足，而且缺乏自我改变的行动力，但实际上有很多肥胖的人一味节食，几乎饿死自己，也没有减轻体重。还有些人为了减肥去寻求心理咨询师和催眠师的帮助。这让我不禁猜想，如果他们的减肥计划中包含了心率变异的评估，并能够通过基础运动改善他们社会参与的神经系统，会不会取得不一样的效果？

许多存在性功能障碍的患者，都会向医生或心理咨询师寻求帮助。最近针对女性性功能障碍的一项研究揭示了一些不同寻常的发现，称这些症状可能与她们的心率变异性密切相关。另一项关于男性的勃起功能障碍的研究也得出类似的结论，指出“自主神经系统的普遍失衡，是导致勃起功能障碍的一个原因”。

对心率变异的研究表明，存在心肌损伤的人，往往心率变异性低。此外，心率变异性低也与冠心病风险增加有关。心率变异性的降低似乎也是心肌梗死（心脏病突发）后死亡率的一个预测因素。

除了可能造成心脏相关的健康问题之外，低心率变异性与多种原因导致的早逝相关，如慢性阻塞性肺疾病等。2014年，慢性阻塞性肺疾病成为美国继心脏病和癌症之后的第三大常见死因。正常膈肌呼吸以外的呼吸模式表明身体和心理健康水平较低，而且膈肌呼吸与较高的心率变异性之间存在一定的关系。在临床实践中，我发现诊断为慢性阻塞性肺疾病的患者，他们在呼吸时横膈膜几乎没有什么运动，而且针对他们进行的腹侧迷走神经的检查也没有发现活跃的迹象。

基于前述信息，心率变异的检测可能会产生有价值的诊断信息，并可作为评估自主神经系统活跃程度改变的快速筛查工具。

如果科学研究证实了自主神经系统的状态是造成心理问题的一个因素，那么作为治疗心理问题的第一步，是探讨如何改善心率变异性和迷走神经腹侧分支的功能，而不是急于立即采用传统的心理干预或处方药进行治疗，也许是很有意义的（关于这一主题的更多论述，详见第六章）。

迷走神经功能测试：早期经验

通过回顾自己从业早期的实践经验，我希望可以强调迷走神经测试的重要性。在我开始接受颅骶疗法（在欧美国家十分流行，用于多种疾病、机体损伤和情感困扰的治疗，已被大众社会所广泛接受，并已形成行业协会加以保护和发展）的培训时，教授课程的老师表示，只要我按照固定的顺序，完成他教授的各项技法，就能够帮助患者减轻压力。但他从未教过我们如何去测试患者在接受治疗后身体的生理状态。所以，我很怀疑他能否确定这些治疗方法有效——或许他只是从自己的老师那里听闻了效用，并深信不疑。

那是30多年前的事情了。当时我还没有开始向亚连・吉欣学习，也没有听说过多重迷走神经的理论。当时我们只知道一个压力模型，即自主神经系统只存在压力或放松两种状态。这一理论现在看来早已过时。

所有人都知道长期的压力状态是不健康的。市面上也有很多关于压力管理的书籍和课程，它们都声称可以获得积极的、释放压力的效果。但它们都没有提供从生理学层面对压力进行测试的方法。现在，我会在每次治疗之前和之后对患者进行测试。不再盲目地寄希望于其他人来告知应该获得什么预期的治疗效果。我也曾经按照所学课程的顺序，完成了标准的治疗操作，并认为治疗的工作已经完成。患者将不再感到压力，并可以一身轻松地打道回府。但是我注意到患者在结束治疗后通常很难打起精神，他们会问我可否再躺几分钟。但过了

10分钟到15分钟，他们仍然不想起身，我不得不催促他们起来，解释说后面还有患者等着使用按摩床。他们会体谅我的需求，挣扎着起来，套上鞋子离开。我仍记得他们中的一些人问我能否开车，而我担保开车完全没问题。

在下一次接诊时，他们有时会告诉我，因为在接受上次的诊疗后觉得非常放松，他们不得不在行驶过程中，停到路边小憩几分钟。有时他们甚至需要停下来休息两次到三次。他们热切地表示，这说明治疗效果非常棒，因为他们“如此放松”。哪怕完成治疗后的第二天，他们也常常难以起床去上班。

现在，回想这些经历，我意识到自己的治疗导致他们陷入了一种背侧迷走神经失调的状态。患者们并没有得到真正的放松，而是陷入了神经迷失的状态，并表现出抑郁行为。现在，我在治疗的过程中会非常谨慎地处理腹侧迷走神经的功能，并一定会在诊疗之后进行测试，确保患者在结束治疗离开时能够正常生活。我需要确保患者在离开诊所时，在得到彻底放松的同时保持足够的清醒，确保他们在摆脱压力状态的同时不会陷入背侧迷走神经失调的状态，以确保正常的工作和生活。如果你是身体治疗师、心理咨询师或任何其他类型的医疗保健服务提供者，在诊疗前后对自主神经系统的状态进行测试，能够让你确保诊疗取得预期的效果。

发现多重迷走神经理论

20世纪80年代初，我开始在临床实践中注意到，很多哮喘患者也存在迷走神经功能障碍的问题。当我帮助他们改善了迷走神经功能之后，他们的哮喘症状就会减轻或消失。

我认为这个发现很有意思——也许哮喘患者可以通过临床的实践治疗来改善他们的迷走神经功能，而不是依赖处方药。因为处方药不仅很贵，而且往往有副作用。我希望有一天能以这些经验为基础，开展一个科学的研究。

当时，我使用的是一种基于早期心率变异性概念的迷走神经功能测试方法。我监测患者的脉搏和血压，并将这些与他们的呼吸联系起来。我是在1982年到1983年间，从我的罗尔夫疗法的老师迈克尔·萨尔凡森和盖尔·奥尔格伦那里学到了这个方法。而他们又是从创伤治疗领域的著名指导者和作家彼得·莱文那里学到了这个方法。而彼得也受到了史蒂芬·伯格斯的启发；彼得和史蒂芬的友谊可以追溯到几十年前。迈克尔和彼得则是80年代初在加州伯克利市的罗尔夫和其他身体治疗师的一个小型研究小组中相互认识的。当时他们的研究重点是自主神经系统的功能。

我使用的检测方法需要观察患者的呼吸和脉搏。如果患者吸气时脉搏较快，呼气时脉搏较慢，则说明腹侧迷走神经功能良好。因为一呼一吸之间脉搏跳动速度的差距越大，说明腹侧迷走神经功能越好。我通过将手指放在患者手腕的动脉上，同时观察其呼吸模式来进行监测。这种方法背后的原理可以追溯到19世纪90年代对自主神经系统的研究，并根据发现血压的变异性的三位研究人员的名字，将其称为特劳布—赫林—梅耶波。

虽然这种方法在我的诊所里对我个人的评估实践十分有用，但在科学研究方面还存在很多需要改进的地方。我没有客观地测量迷走神经功能的仪器或工具，只是根据手指下的感觉和眼睛看到的东西，凭我的主观印象进行判断。当然，如果要进行科学的研究，更精确的测量是最好的，而现在我们已经有很多仪器可以客观地测量迷走神经功能。

早在2002年，我就想请史蒂芬·伯格斯（我们彼时素未谋面）帮我开发一个研究项目，研究我在通过身体理疗成功地治疗哮喘病的经验。当时有几个存在呼吸困难和哮喘的病患前来就诊。当我在第一次治疗前对这些患者进行测试时（使用我在罗尔夫疗法课程中学习的迷走神经功能诊断方法），我发现他们都存在迷走神经功能障碍的问题。但经过我的身体疗法的治疗后，他们的迷走神经功能检测结果都呈现了改善。同时，他们的哮喘症状也消失了，呼吸也正常了。我希望史蒂芬能帮助我开发出一种科学上可以接受的客观测量方法。

我询问了我的科学家朋友吉姆·奥什曼，问他是否认识史蒂芬，并能否把我介绍给他。幸运的是，在我再次去美国费城探亲的时候，史蒂芬·伯格斯正在巴尔的摩为美国身体心理治疗师协会做讲座。当时吉姆恰好也在华盛顿，于是我们三个人有机会在巴尔的摩的会议上见面，并一起吃了晚饭。

我把自己关于治疗哮喘的研究项目的想法告诉了史蒂芬，并问他能否帮我测量治疗前后的自主神经系统功能。出乎意料的是，他并没有提供例如哪里可以获得测试所需的硬件和软件的信息，而是转移了话题，谈到了他的多重迷走神经理论。对我来说，这个理论既新鲜，又有趣。第二天早上，我与吉姆和史蒂芬一起吃了早餐，史蒂芬给我们讲了更多关于这个理论的内容。

那天上午晚些时候，史蒂芬在会议上做了“多重迷走神经理论”的主题演讲，并提供了PPT进行论证。在24小时内，连续听史蒂芬三次论及这个理论，我终于开始理解其意义。

他通过一些视频纪录片，展示了参与研究的自闭症儿童，在沟通和行为上的一些改善。这个名为“积极聆听实验”的项目，将在本书第七章中进一步论述。这些孩子们每天接受了五次45分钟的治疗，持续五天，包括使用特殊的耳机听经过电脑特殊处理的音乐。结果是，一半以上的孩子不再出现听觉过度交感的问题，许多受试者开始自发地进行双向语言交流，并呈现更活跃的社交状态。

视频一开始展示了一段孩子们与成年人互动的场景。成年的治疗师尝试让孩子们参与适合他们年龄段的游戏活动——吹肥皂泡。在听这些音乐之前，其中一个孩子表现得异常活跃。他完全坐不住，绕着圈子跑来跑去，对成年人和泡泡都不感兴趣。而另一个孩子则形单影只地坐着，下巴耷拉在胸口。与那个好动的孩子比起来，她好像在独自的世界里崩溃了，也同样完全没有注意到成年人和泡泡。

在连续听了五次音乐之后，两个孩子看起来都能够投入互动，行为也趋向自然。那个以前特别好动的孩子，能够站在大人面前进行眼神交流并一起玩肥皂泡。而那个一直闭目沉浸在自己世界中的孩子，也似乎从昏昏沉沉的状态中醒了过来，能积极地与大人互动，也开始玩起了肥皂泡。孩子们微笑着、眼睛里流露出活力的光芒，处于一种嬉戏、放松、开放的状态。

这是一个令人难以置信的成就，因为在这之前，还没有人找到一种经过科学验证的方法，来帮助自闭症患者提高沟通能力，并变得更有社交能力。“积极聆听实验”项目给出了一个有可能有效解决自闭症这一症状的方法。

感到惊奇的不止我一个。房间里坐满了150名治疗师。在看到这种干预措施对两个孩子的影响后，屋子里的人都眼含热泪。

那时候，我还没有治疗自闭症儿童的经验。但我想起了这些年来治疗过的病人。许多人在紧张或背侧迷走神经退缩的状态下来到我的诊所，并在离开时脸上带着微笑，眼睛里透着光，达到了一种自我平静的状态。所有这些迹象告诉我，治疗产生了预期的效果。

我相信，我有办法用生物力学颅骶神经疗法的技术方案，给自闭症患者带来类似的变化。但在听到史蒂芬·伯格斯的讲座之前，我无法通过心理—生理学模型来解释这些积极的变化。而且，听完讲座之后，我意识到自己以前对自主神经系统模型的理解，仅限于压力或放松状态。我的模型里不包括“神经系统关闭”的概念，也不包括任何以背侧迷走神经分支活跃为特征的状态，我以前甚至没有区分迷走神经的腹侧分支和背侧分支的不同作用和功能。

史蒂芬的演讲让我备受启发，我的兴趣也因此从治疗哮喘与颅骶神经治疗的研究，转移到探索通过颅骶疗法治疗自闭症儿童的可能性。

我也对自主神经系统的功能有了新的认识。这就要求我的治疗，不仅仅改善迷走神经的功能，还需要改善对社会参与同样至关重要的其他四条颅神经的功能。从那以后的许多年里，我一直在研究多重迷走神经理论，并致力于将其应用到临床实践和教学中。

当我回到丹麦后，我无法建立起一个实验室来做伯格斯所做的那种测试，也无法亲自体验到他的测试和声学刺激的过程。但我决定利用自己对多重迷走神经理论的新知识，和生物力学颅神经治疗的实践技能，包括改善社交活动所需的五条颅神经功能的方法和技术，对某些自闭症患者进行治疗。

我的希望是，通过使用这些治疗技术和改善这些神经的功能，我也可以帮助其中一些人提高他们的沟通能力，从而使他们能够更充分地参与到社会行为中。

实践证明，我的治疗能使大多数自闭症患者的神经功能得到改善。他们确实变得更善于沟通，从自我孤立状态变成了能够更好地提供社会反应。虽然我所使用的治疗方法，与史蒂芬·伯格斯的有所不同，但依然以他提出的多重迷走神经理论为基础。

我花了几年的时间，才意识到了测试每个人的神经功能的重要性，即便在了解了多重迷走神经理论之后，我发现神经功能的测试依然十分重要。一开始，只有在遭遇困难的病人或迟迟未能取得治疗效果时，我才会基于多重迷走神经理论，对病患的神经功能进行测试。但将这个方法运用到所有病人身上，经历了一个漫长的过程。

当我给病人做了肌筋膜释放治疗，但没有达到预期的效果时，我就会感到迷惑和棘手——这些技术通常都能够产生效果，为什么这次失败了？于是，我更加努力地工作，一遍又一遍地重复同样的技术，并额外延长这些病人的治疗时间。即使如此，我的努力仍然没有取得预期的结果，并会在一个疗程结束后，变得越来越沮丧，越来越不满意。

迷走神经功能的测试，让我有机会意识到，治疗的失败不是因为我在选择治疗技术时缺乏判断力，也不是因为我在操作这种技术时缺乏技巧，而是因为患者的神经系统缺乏接受的能力。在这些案例中，关于病人自主神经系统状态的信息，帮助我理解了为什么在这些病人身上，我没有取得在其他大多数患者身上的自主神经系统运作良好的结果。

有了这样的认识，在遇到困难的病例时，我不再怀疑自己作为合格治疗师的能力。因为我知道，不足之处不在于我自身或我的技术，而在于患者的自主神经系统处于不适应的状态。但如果我能够在疗程开始之前，就掌握了他们的自主神经系统问题的信息，并首先解决了这个问题，会不会取得不一样的效果呢？于是我开始尝试进行治疗前的测试。

根据我在临床上取得的成功经验，我认为，对迷走神经的腹侧分支的功能检测至关重要。无论我的患者是来做罗尔夫治疗，还是来缓解背部疼痛，或者是来治疗肩周炎以期恢复肩膀的活动能力，或者是来治疗任何其他被我称为“九头蛇”的健康问题，我做的第一件事，就是用下面描述的迷走神经的咽喉分支功能测试，来测试他们的迷走神经腹侧分支的功能状态，因为作为治疗师，我的首要治疗目标是改善他们的迷走神经功能。

如果我发现迷走神经功能失调，表明患者处于压力或神经功能退缩的状态，我会让患者先完成基础练习（详见本书第二部分），然后再次测试。通常情况下，他们的迷走神经在做了一两次这个练习后，会表现出一定程度的改善。然后，我再运用特定的技巧来完成治疗。

我了解到，如果迷走神经没有足够的响应能力，治疗和干预措施的效果往往难以持续。然而，当迷走神经的功能成功恢复后，我的患者往往会在生活的其他方面也得到改善——不仅是在他们的健康问题上，而且在工作中、与家人、与他人的社会关系上也有改善。

如果你是教师、身体治疗师、心理咨询师或教练，测试另一个人的社会参与度是很有价值的。如果你是一位准备送孩子上大学的家长，那么你不妨先确定你的孩子是否有一个运作良好的自主神经系统，如果没有，最好是让它运转起来，以确保你和孩子在教育上投入的时间和资源有可能取得最优化的结果。如果你发现你的孩子处于压力或神经关闭状态，你或许需要利用本书中的练习和治疗方法来解决这个问题，以确保孩子获得最佳的成功机会。

迷走神经功能的测试：科廷汉、伯格斯和莱昂

如果你是一名身体治疗师，或者从事任何可能帮助他人确保健康、改善表现和强化社交的工作，那么你可能已经发现，治疗对象的自主神经系统的状态将决定治疗的效果好坏。

史蒂芬·伯格斯与约翰·科廷汉和托德·莱昂（都是罗尔夫治疗师）一起，在1988年的《物理疗法》杂志上发表了一个研究项目的结果。多年来，我发现这项研究的意义远远超出了身体治疗的范围，对所有健康问题的治疗都具有参考意义。

这三位研究者，在一群男子身上进行了自主神经测试的科学研究，并测试自主神经系统的状态与罗尔夫疗法中使用的肌筋膜释放技术的积极效果之间的关系。

约翰·科廷汉给每个受试者都实施了一种被称为“骨盆提拉”的罗尔夫治疗手法。骨盆提升术通常在罗尔夫疗法结束后使用，主要目的是结合在整个治疗过程中结缔组织的释放和变化，以平衡骶骨的状态。

在骨盆提拉技术中，顾客面朝上躺在按摩台上。科廷汉将一只手滑到患者的骶骨下，触摸到骨头。随着患者的身体重量停留在手掌上，科廷汉通过按摩，运用轻微的、稳定的、轻柔的推力，将骨盆朝着患者的脚部牵引。当骨盆提升术能够取得预期效果时，患者的背部肌肉得到放松，脊柱拉长，椎体对位得到改善。骨盆提升术，应该会

使患者拥有更好的姿势、腰椎的灵活性和幸福感。

为了确保研究的科学性，并确保所有受试者得到尽可能一致的干预措施，约翰·科廷汉是唯一实施治疗的人，以确保手法的一致性。

约翰通过测试骨盆提升术前后的脊柱柔韧性，来衡量其技术的效果。受试者以放松的站立姿势开始，然后向前弯曲，形成脊柱弯曲的状态。约翰通过测试受试者接受提拉术前后的指尖接触地面的程度，以确定受试者在骨盆提升术后是变得更灵活、维持原样或更不灵活了。约翰会询问受试者感觉如何，以及他们在接受骨盆提升术后的感受。即使是同一个治疗师运用同一种理疗术实施了治疗，受试者的反应也有很大的差异。

研究结果初步显示，与年龄较大的男性相比，年轻的男性普遍从骨盆提升术中获得了更多的改善，在完成治疗后第二次弯腰时，他们能够弯得更低，且明确表示骨盆提升术是一次愉快的体验。在完成干预后，他们的心情明显也变得更好。

而年龄较大的一组受试者则表现出截然相反的结果。尽管约翰的训练、技巧和积极的意图没有任何变化，但很多年长男子的治疗效果并不是很成功。很多人在接受治疗之后反而变得更僵硬，并丧失了部分活动能力。当他们在治疗后弯曲身体试图触摸脚趾时，他们的手指比治疗前距离地面更远。此外，他们中的很多人表示，在治疗后感觉不好，心情也变得糟糕。其中少数人明显地变得更加暴躁易怒。

这些结果似乎暗示了一个显然的结论，即罗尔夫疗法的按摩，对年轻男性的效果，比对老年男性要更好。但研究者们更倾向于将这项技术造成的不同结果，与年龄以外的因素联系起来。他们发现，自主神经系统的状态，才是预测治疗结果成功与否的关键指标。

在实验中的治疗开始前，约翰测量了受试者的心率变异性。他将传感器连接到他们的皮肤上，并将这些导线连接到位于另一个房间里的迷走神经监测仪。通过这种设置，他能够精确地记录下受试者的心跳频率的变化，并将其与他们的呼吸节奏联系起来。

因为检测仪位于另外一个房间里，约翰在实施治疗时，无法看到受试者的心率变异性的测量结果。他不知道哪些受试者的心率变异性水平高，哪些受试者的心率变异性水平低，并且治疗的方式不会因这些信息而受到干扰。大多数年轻的受试者和一些年长的男性受试者的心率变异性相当高。相比之下，较高比例的老年男性和少数年轻男性的心率变异性较低。

当科廷汉、伯格斯和莱昂回顾这些数据时，他们发现，相较于年龄因素，高心率变异性和理想的治疗结果之间的关系更密切。换句话说，相较于年龄，自主神经的状态对治疗的结果更具影响力。这是一个关键的发现，因此我们在下文中将进一步讨论。

在科学研究中，用迷走神经的张力监测仪测量心率的变异性，在需要量化实验的测量数据的地方，可以发挥一定的作用。然而，在临床上还有其他方法可以评估迷走神经功能，不需要特殊的设备，花费的时间也更少。多年来，我在临床上使用了一些其他方法，并发现这些方法足以满足我自己的临床治疗目标。

咽部迷走神经分支的简单测试

腹侧迷走神经其实包含几个不同的分支，下面就是对其中一个分支的功能测试的方法。这个分支被称为迷走神经腹侧分支的咽部分支，其内侧紧靠鼻腔和口腔后方的咽部，位于食道和喉部之上。咽部的神经纤维从迷走神经的咽部分支延伸到软腭和咽部，并参与吞咽和发声等功能。

关于咽部迷走神经分支的最早描述来自希腊医生克劳迪斯·盖伦。他指出，这条神经分支为发出声音的喉部肌肉提供运动神经功能。通过检查一个因颈部受伤而失去声音的角斗士，盖伦发现了这一点。在检查中他发现，角斗士迷走神经的咽部分支在颈部的一侧被切断了。为了检验观察的正确性，他在猪身上做了一个实验，因为猪的解剖结构与人很相似。经过实验，盖伦发现，切开猪的咽部神经，就可以停止猪的尖叫声。

在尝试了多种方法检测迷走神经的腹侧分支后，我最终选择了这种检测方法，并将观察的重点放在迷走神经腹侧分支的咽部分支上。这种方法在一些旧的解剖学和生理学的教科书中都有描述，而且丹麦的医学院目前仍在教授这种方法。亚连·吉欣也讲授了这种通过观察咽喉后方区域来检测迷走神经功能的方法。这个检测方法也为我的颅骶治疗工作实践提供了很大的帮助。

这个测试主要评估咽部分支所支配的一块肌肉的运动情况。这块肌肉被称为左腭肌。经过实验，我发现这个分支的状况也能很好地反映出迷走神经其他分支的功能。

改善迷走神经的咽部分支的功能，就可以改善呼吸膈肌的功能。当这个测试显示出迷走神经分支的功能存在障碍时，我通常也能在患者身上观察到不规则、有点急促，且倾向于浅短的呼吸。然后，在患者做完基础练习并改善了这个神经分支的功能后，可以观察到其呼吸有了改善，变得更深更慢。

我会向患者解释迷走神经腹侧分支正常功能的重要性。我给他们看图，并向他们解释我需要观察的是他们喉部后方软腭的运动。大多数患者认可我进行的迷走神经功能的测试，并在治疗后再测试迷走神经功能的做法。因为这可以评估他们的自主神经系统，如果他们的迷走神经的腹侧分支出现了功能障碍，检测就能够发现问题，并通过针对性的治疗使其恢复正常。

如何测试迷走神经腹侧分支的咽部分支功能

请对方放松地坐在椅子上。然后站在他的面前，请他张开嘴，以便清楚地看到其喉咙后方的肌肉。我们需要清晰地看到其喉管（即喉咙后方的小球状结构）及两侧的软腭。如果借助自然光无法清楚地看到这些部分，可以借助小手电筒（手机上的手电筒应用就是很好的工具）。

如果对方的舌头挡住了视线，可以请他将一根手指放在舌背上，然后下压，以便清楚地看到软腭部分（专业的医生有时候会使用压舌器，但有时候会导致患者产生反胃反应，但我从未见过用自己手指压舌导致呕吐的现象)。

参见附录中“小舌”的示意图。在“小舌2”示意图中，拱形软腭的两边都是由功能正常的上颚肌肉抬起来的。在“小舌3”示意图中，一侧软腭抬起，而另一侧则没有变化，这就说明迷走神经腹侧分支，即没有抬起的一侧存在功能障碍。

在这些示意图中，你可以看到腭帆提肌嵌入位于小舌两侧的软腭肌肉之中。这些肌肉的运动是由迷走神经腹侧分支的咽部分支控制。当这些神经纤维收缩时，会拉动弓形软腭上抬。此外，这些神经还附着在耳朵和咽部之间的听觉管(咽鼓管)上，并在吞咽过程中控制咽鼓管的运动。这就是为什么有时候耳朵会因为吞咽动作而发出“啪”的一声，这是因为空气进入中耳腔内，压力达到平衡，所以耳朵有时候会“啪”一下。

在吞咽时，这些肌肉应该会收缩，使软腭抬高，让食物进入食道，同时防止食物错误地进入喉部和肺部。当有人发出“啊”的声音时，这些肌肉也应该收缩。训练有素的歌唱家在唱出乐句的第一个音符之前，会利用这块肌肉抬起喉后部。

为了测试患者的迷走神经功能，我会要求他们发出“啊—啊—啊—啊—啊”的声音，以便观察小舌两侧软腭抬起的情况。这些声音应该是干脆利落、短促而清晰的，而不是一个拖长的“啊——”，因为拖长的“啊——”音无法产生预期的效果。如果小舌左右两边的迷走神经咽部分支的功能正常，则在人发出短促的“啊”声时，这些肌肉会对称地收紧，并出现明显的拉动作用，使小舌两侧的弓形软腭均衡地抬起。

但反过来说，如果迷走神经腹侧分支的咽部分支某一侧出现功能障碍，神经冲动就无法支配该侧的上颚肌，导致在发出“啊”音时，该侧软腭无法上抬。

这种对腹侧迷走神经功能的检测，有着深远的意义。如前所述，如果我们处于恐惧的状态，自主神经系统的另外两条回路中的一条回路变得活跃，我们就会出现前文中提及的“九头蛇”的症状。史蒂芬·伯格斯提出了“迷走神经刹车”的概念，即腹侧迷走神经的活动，对脊柱交感神经和背侧迷走神经的活动有抑制作用。

如果我们找回了安全感，并恢复了腹侧迷走神经的功能，而不是任由脊柱交感神经链或背侧迷走神经分支支配，是不是会取得不一样的效果？

本书中的练习和治疗方法，可以让人从压力或神经系统关闭的状态中走出来，进入到腹侧迷走神经活跃的状态。当一个人完成了本书提供的自助练习或接受本书中的实践治疗后，再次测试时，应该可以观察到咽部迷走神经分支功能的改善——软腭和小舌应该对称地向两侧抬起。

我用来检测迷走神经分支功能的另外一项测试，被称为“斜方肌按压测试”，其意义和功能将在第五章中详述。这个测试尤为适合用来对儿童或存在自闭症状而无法充分理解和执行指示的患者进行测试。

治疗师检测迷走神经功能的无触碰方法

2008年1月，我和史蒂芬·伯格斯一起在新墨西哥州圣达菲市为一大群心理咨询师和身体治疗师共同讲授了一个研讨会。史蒂芬在研讨会上率先发言，大家从他的多重迷走神经理论中获得了启发，认识到它有可能作为理解人类正常行为和非正常行为之间的区别的模型。

心理咨询师与患者之间通常仅进行口头的交流，且其职业行为受到法律的约束。在美国的大多数州，心理咨询师不允许接触顾客的身体，一旦违反规定，就会被吊销执业执照。然而，作为身体理疗师，我大多数时候通过“触碰患者的身体”来完成治疗，因此对于想要学习如何通过按摩来治疗患者健康问题的身体治疗师来说，我的实践或许更具借鉴意义。

在我进行演讲的前一晚，我在想：“这些心理咨询师都不能直接触碰病人的身体。我怎么样能够为他们提供一些可以在他们的临床实践中使用的有用东西呢？”我带着这个问题睡着了。第二天早上醒来之后，我心里已经有了答案：他们可以通过观察病人的喉部情况来确定患者的迷走神经功能状态。就像前文所述的那样，通过要求病人发出短促的“啊—啊—啊—啊—啊”声，并观察喉部肌肉的运动情况，他们同样可以判断患者的自主神经系统的状态。

在开始操作之前，我给每个参加研讨会的人都提供了一个小手电筒，让他们能够清晰地观察别人的喉部后方的情况。在课程的练习环节中，他们检测了参加研讨会的其他成员的情况。练习的目的，是让他们学会判断患者在接受干预治疗之前和之后，是否处于社会参与的状态——这样的测试能够帮助他们从多重迷走神经的角度，更好地了解患者的行为和情绪状态。通过这个简单的检测，他们还可以评估患者是否需要治疗或干预，以改善自主神经系统的功能。同样重要的是，治疗前后的测试，也能够让心理咨询师们知道，干预的措施是否成功地实现了“多重迷走神经理论”的治疗目的。而治疗前和治疗后都可以进行测试的可能性，大大激发了学员们的兴趣。

我告诉学员们我自己在身体治疗方面的实践，并讲述了前文提及的伯格斯、科廷汉和莱昂的研究成果。此外，我还传授了一个技巧，使心理咨询师们可以在无触碰的情况下，请患者用自己的双手来完成的治疗练习，并可以促进患者的自主神经系统的改善，使他们能够从长期的脊柱交感神经或背侧迷走神经活跃的状态，进入社会参与的状态。

如果史蒂芬·伯格斯的迷走神经刹车机制能够发挥作用——如果心理咨询师能够让患者的腹侧迷走神经分支恢复正常的运作，那么“制止”脊柱交感神经链或腹侧迷走神经分支的活动及其有害的后果——将会对患者的行为、情绪和思想产生什么样的影响呢？由于迷走神经腹侧分支的活动能够抑制背侧迷走神经或脊柱交感神经链的活动，使腹侧迷走神经分支恢复正常运作，将可以有效地解决长期压力或抑郁症等健康问题。

尽管在我的诊所中，大多数时候都是通过我个人的亲自按摩将患者带入社会参与的状态。但我认为，一个掌握了多重迷走神经理论的心理咨询师，同样可以利用其原理，来引导患者使用自己的双手进行自我诊疗并取得类似的积极效果。这样的操作方法，也可以让患者在治疗时段结束之后，根据个人的需要，不时地自我调节自主神经系统的状态，以改善各类健康问题。

这就是本书提供的基础练习的由来（关于这个简单练习的具体操作，请参阅本书第二部分的说明）。

这是我第一次向他人传授这个练习，因此我很好奇这个练习是否会奏效。研讨会上大约有60名心理咨询师，他们中的一半人，在开始练习之前都存在迷走神经分支功能障碍的情况（在练习的过程中，他们的合作伙伴从头到尾执行了无接触原则）。在他们用自己的双手为自己治疗之后，都表现出了腹侧迷走神经功能恢复的情况。在短短的几分钟内，他们的自主神经系统功能就发生了明显的变化。

讲座结束后，我收到一位心理咨询师发来的邮件。她告诉我，现在对每一位患者进行治疗之前，她都会先进行神经功能的测试。如果他们存在迷走神经功能障碍的问题，她会口头引导他们自主完成这个练习。当她在练习完成后再次测试他们时，患者均表现出腹侧迷走神经功能恢复的状态。这个简单的练习，似乎成功地让她的病人进入了社会参与的状态。完成练习之后，她会继续进行常规的口头心理干预。她在信中说，她对目前在患者身上看到的改善效果感到非常兴奋。

当我回到自己的诊所工作后，我开始在治疗之前，询问病人是否存在生理或心理问题。并给他们进行检测，看看他们是否存在腹侧迷走神经功能障碍的问题。然后，再教他们做基本的练习。当他们完成一次练习之后，我会再次观察他们咽喉后部肌肉的运作情况，以确定腹侧迷走神经分支的功能恢复正常。

事实上，只要这个练习能够帮助一半的病人恢复腹侧迷走神经正常的状态，我就已经心满意足了。但我发现，这个练习几乎可以让所有人都恢复腹侧迷走神经的正常状态。我随后又跟踪和记录了85个患者的练习情况，并发现所有人都通过练习取得了令人满意的效果。这让我开始沉迷于这个测试和练习在临床中的使用。此外，这个练习不仅能够让患者在单个疗程结束之后看到立竿见影的效果，还能够获得长期的效益，因为在接下来的几个星期里，当我再次见到他们时，他们同样提供了十分积极的反馈。

第五章

多重迷走神经理论——医疗保健的新出路

一般来说，西医更倾向于使用生化（药物）或手术治疗的方式来解决健康问题。我们去看医生时，医生会先听取我们对病痛的描述，然后开具身体检查和/或化验的处方单，并在拿到检查结果之后做出诊断，开出药物处方，或在必要的情况下，给出手术治疗的建议。

如果我们被诊断为哮喘，医生就会开哮喘药物；如果被诊断为偏头痛，医生就会开治疗偏头痛的药物；如果我们的消化系统出了问题，医生就会针对消化道特定部位的问题，开出特定的药物处方（如胃病或肠炎等）。每一种病症都有不同的药物治疗方案，而每一家药房可能会提供上千种可供选择的药物。

然而，在这种传统的西医诊疗方法中，医生可能忽略了一些至关重要的因素。例如，自主神经功能的失调，可能是导致自闭症、偏头痛、慢性阻塞性肺病和许多其他健康问题的常见因素。

长期以来，我们倾向于仅专注于单一疾病的诊断或单一药物治疗的方案，但人们越来越多地意识到并发症的存在。并发症是指因一种病原，导致一种或多种疾病或痛苦同时存在的现象。而病原诱发的额外病症可能是行为或心理方面的疾病。

自主神经系统能够监测和调节内脏器官的功能，它是决定我们情绪状态的主要因素。然而，医生们通常不会对其功能进行监测，因为他们一般情况下不会将自主神经系统视为可能的致病因素，也没有接受过相关的训练，不知道如何在不使用处方药的情况下，探索改变自主神经系统状态的可能性。

长期以来，我的临床实践反复证明，恢复迷走神经腹侧分支的正常运作，往往可以根除或减轻许多健康问题的严重程度，并进而减少对处方药的依赖。

我相信这些神经的功能障碍，是许多危害生命的生理和行为状况的根本原因。我希望诸位读者能够在读完本书之后，更深入地探讨这个方法。无论你是门外汉还是保健专业人员，或者是身体治疗师，我相信你会发现这些理念和技术就像我在自己的临床实践中那样有效。

生理和心理问题的多重迷走神经疗法

关于压力状态，大多数人仅关注其负面影响，而忽视了其根源可能是迷走神经背侧分支的长期活跃。迷走神经背侧分支活跃的特征表现为：缺乏体力、低血压、晕厥、因慢性阻塞性肺病的气道收缩而导致的呼吸困难，以及经常被误诊为纤维肌痛的慢性全身肌肉和关节疼痛等。

正如本书第二章所述，背侧迷走神经的长期活跃状态，也是导致抑郁行为、社会孤立、无助感和无望感、冷漠、缺乏同理心和悲伤，以及一些创伤后应激反应等症状和许多焦虑症状的主要因素之一。

在多重迷走神经理论提出之前，我们不具备充分的生理学模型来理解这些常见症状的本质。多重迷走神经理论关于自主神经系统的新认识，为我们提供了一个可靠的生理学模型，为我们理解这些功能障碍的神经学因素提供了基础。改善迷走神经的腹侧分支的功能，为治疗长期交感神经系统激活，或背侧迷走神经功能障碍所引起的无数健康问题，提供了新的可能性。

史蒂芬·伯格斯的新理论，阐明了人体的自主神经系统如何影响我们的精神、身体和情绪状态。他推测，如自主神经系统和荷尔蒙水平等生理因素，在决定我们的心理状态，从而决定了我们的行为方面，发挥了重要作用。如果我们想改变自己的心理状态和行为模式，或者帮助他人改变其心理状态和行为模式，有效的解决办法可能就是改变自主神经系统的状态。

史蒂芬·伯格斯所提出理论的意义在于，其有可能帮助我们发现和实施许多新的治疗方法。也许，我们将不必再像以前那样，依赖抗抑郁药或其他情绪提振药物，来帮助缓解压抑的情绪，因为这些药物不仅价格昂贵，还很难达到预期的效果，并可能在某些情况下产生严重的副作用。

○ 沿着史蒂芬·伯格斯的成功继续探索

在遇到史蒂芬·伯格斯之前的15年里，我一直在研究生物力学的颅骶神经治疗，这是一种通过按摩改善颅神经功能的治疗手法。颅骶神经治疗的生物力学方法，包括对颅神经功能的检测，以及消除颅缝（骨节）的限制，以改善颅神经功能的技术。

在2002年认识史蒂芬后，我选择了亚连·吉欣的几种技术，自己研发了一套颅骶治疗方案。这些技术的结合使用，通常可以帮助患者恢复其迷走神经的腹侧分支，以及确保社会参与状态所必需的其他四条颅神经的正常功能。我已经向丹麦和挪威的500多名颅神经治疗师传授了这个方案，事实证明，它在调节患者的自主神经系统方面是成功的。在大多数情况下，这些技术都能够帮助治疗师取得积极而惊人的效果，并且不会产生任何副作用。

我最大的希望，就是能够把这些知识传授给所有对此感兴趣的身体治疗师。然而，这些技术的传授，通常以老师带学生的小班制度方式进行，而且想要学习和掌握这些技巧，需要花费很长的时间。

在刚开始撰写本书内容时，我的计划是介绍多重迷走神经理论，并介绍这些实践技术的运用方法。然而，试图通过一本书的内容完成所有这些高级技巧的传授，尤其是对那些没有任何理疗技能，或不具备任何颅骶系统知识的人来说，非常具有挑战性。

因此，我放弃了这个复杂的思路，转而开发了一些全新的练习和实操技术，并确保可以获得同样的积极效果。这些练习和技术的选择标准是：首先，它们必须是有效的，即对于大多数人来说，在掌握之后能够有效地改善其社会参与的神经系统的功能；其次，它们必须简单易学；最后，它们必须容易操作。

谢天谢地，我的直觉非常正确——本书提供的练习和实操技术，的确能够让大多数人恢复正常的社会参与状态，且大多数人都能够通过阅读本书轻松地掌握这些关键的技能。

○ 每个人都能从中受益的练习

这是一本写给所有普通读者的书——其目标读者不一定局限于健康护理专业的人员，同时也适合那些身患病痛，但对现有的治疗方式效果感到不满的人。本书也可以成为心理学家、精神病学家、身体治疗师、实践身体治疗师、医生和其他正在寻找新的方法，以给患者带来积极变化的健康护理从业者的资源。因为本书提供的方法，可以作为其他类型的治疗方法的替代方法或补充。

对于无法承担日益昂贵的医疗费用，或想避免药物治疗带来的副作用的患者而言，本书提供的技巧和练习，是一种既安全又经济的自救方式，只要购买本书，你就能够免费掌握所有这些有效的治疗方法！

警告：如果你正在服用医生开具的处方药物，在减少药量或完全停药之前，一定要与医生沟通与协商后再做处理。在没有咨询医生的情况下，请不要擅自改变剂量或停止服药。

这些练习绝不能代替医生的专业医疗护理，但我希望它们能帮助你变得更健康。

多重迷走神经理论的治疗能力

事实上，有许多不同类型的健康问题，其病原是迷走神经的功能障碍。我将在下文中详述一些成功的治疗案例，包括呼吸困难（如慢性阻塞性肺病）、偏头痛和自闭症等问题。

这些故事，可能会让你意识到，多重迷走神经理论作为全新的治疗方法的可能性。在本书的后面章节中，我将从更广泛的生理和心理问题，如压力、抑郁症和各种精神疾病诊断等方面，介绍其他成功的治疗案例。所有这些案例，都是基于我个人对多重迷走神经理论的理解，并论述了如何通过实践技术的应用，使患者恢复腹侧迷走神经活跃状态。

考虑到不是每个读者都能够找到可以实践这些方法的治疗师，我在本书中开发了极为简单的自助练习，并确保在完成后能够取得同样的疗效。哪怕是没有受过任何专业训练的读者，只要你能够仔细消化本书提供的信息，就能够掌握大部分或全部的自助练习方法。这些治疗方法既安全又高效，因此通过使用这些练习，并运用这些技巧，你同样可以取得积极的疗效，且有可能在帮助自己解决问题的同时，改善他人的健康状态。

如果你是临床治疗师，那么在开始治疗之前，请测试患者的自主神经系统的状态，并在测试后示范和教授这些自助练习的技巧和方法。在患者完成练习之后，应该再次测试其自主神经系统的状态，确定练习是否取得了预期的改善效果。如有必要，可以建议患者在结束治疗后，按照所授的方法，自行找时间再进行自助练习。

缓解慢性阻塞性肺病和食管裂孔疝

虽然很多人最近才听说过慢性阻塞性肺病，但实际上它是世界上最常见的非传染性健康问题之一。慢性阻塞性肺病是一种以长期气流不畅、气促和咳嗽等症状为特征的疾病。患有这种疾病的人不能进行体力劳动，并随着时间的流逝，呼吸变得越来越困难。

目前认为，导致慢性阻塞性肺病的原因有很多，包括吸烟和接触环境毒素，以及身体产生多余的纤维，阻塞支气管和肺部的气道等。这种气道堵塞，被认为是导致个人呼吸困难的主要原因。

慢性阻塞性肺病患者往往很难保住工作，也很难维持以前的生活方式，因此他们往往难以确保收入和经济的稳定性。此外，因为呼吸困难等症状，他们往往也难以参加工作之外的其他活动，因此导致生活质量的降低。

虽然类固醇药物和使用吸入器可以暂时改善呼吸，但一旦药效过去，问题又会很快复发。而且长期使用吸入器和类固醇药物，往往会导致不良的副作用，所以一般只建议短期使用。此外，世界上大多数慢性阻塞性肺病患者，都买不起吸入器和类固醇药物，因此无法获得类似的治疗。事实就是，关于这种疾病，目前还没有已知的治愈方法，病患们只能眼睁睁看着病情不断恶化，直至被病魔过早地夺去生命。

慢性阻塞性肺病通常会随着时间的推移而恶化，直至无法呼吸并因此死亡。因此，慢性阻塞性肺病患者的预期寿命也会相应缩短。

在全球范围内，慢性阻塞性肺病影响了3.29亿人，占总人口的近5%，但由于很多国家和地区在这方面的诊断能力不足，实际的病患人数可能高于预计数据。2012年，慢性阻塞性肺病被列为人类社会的第三大死因（仅次于心脏病和癌症），并造成了300多万人死亡。

尽管每年花费了数万亿美元的医疗费用进行研究，我们仍然无法成功治疗这种普遍存在的疾病，哪里出了问题？我们是不是搞错了研究方向？据我所知，到目前为止，还没有出现已知的治疗慢性阻塞性肺病的成功方案。

或许我们应该探索是否存在不依赖于药物或手术的治疗方法？经过下面这个成功的治疗案例，我相信，慢性阻塞性肺病的许多潜在问题，都源于人体自主神经系统的功能失调。而治疗慢性阻塞性肺病可以论证，利用多重迷走神经理论所获得的新见解，我们或许可以成功地解决这个困扰人类社会已久的顽疾。

在现代西医的诊疗过程中，医生和医院做的检查比以往任何时候都要复杂和昂贵，但他们往往忽略了对患者自主神经系统功能的评估。可惜的是，患者腹侧迷走神经分支功能的检测，实际上快速且成本低廉，并且可以显示很多身体功能方面的问题。

在我的成功实践中，恢复迷走神经的功能是成功治疗慢性阻塞性肺病的关键因素。在我的诊所里，尽管医学界普遍认为，没有任何药物治疗可以有效地改善患者的被动性呼吸，但通过恢复迷走神经分支的功能，我还是能够成功地帮助大多数被诊断为慢性阻塞性肺病的患者改善呼吸状况。

通过让自主神经系统发挥更好的功能，我已经能够帮助各种慢性疾病的患者改善身体的状况。而在此之前，他们接受过的其他治疗方法，无论是对抗疗法还是替代疗法，都未能带来显著的疗效。虽然我曾治疗过许多不同类型的健康问题，但在帮助被诊断为慢性阻塞性肺病的患者们改善呼吸能力方面，我取得了尤为满意的成功疗效。通过结合我的手把手的治疗和他们自己的自助练习，他们能够改善呼吸能力，增加血液中的氧气吸收量，最终缓解症状和痛苦。

○ 案例研究：缓解慢性阻塞性肺病和食管裂孔疝

尽管我的诊所没有配备检测肺活量的设备，但在前来我的诊所寻求帮助之前，一位被诊断为慢性阻塞性肺病的患者，曾在医院接受过专业的肺活量测试。在我的诊所完成七次治疗之后，他再度前往医院测试了肺活量。测试结果表明，他的肺活量（肺功能测试）值从70%上升至102%。（因为肺活量是基于同龄人的平均肺活量，再结合个体的体重来衡量，因此一个人的肺活量可能高于同龄人基于体重的测量数据，这就意味着一个人的肺活量值可能会超过100%。）

接受治疗之前，这位患者的肺部和支气管的扫描成像显示存在白色区域，医生们认为这应该代表了多余的纤维聚集，并导致他无法吸收足够的氧气。我的治疗思路是，如果我们能够在他呼吸的过程中，改变肺部的运动，假以时日，这些区域的多余纤维可能会被自然吸收。最近再次接诊这位患者时，他的氧气吸收率已经提高了15%。

我的诊所位于哥本哈根一个迷人老街区的一栋旧楼里。这栋楼没有安装电梯，而我的诊所恰好位于二楼。有一天，我迎来了一位新患者。这个44岁的男子存在呼吸困难的问题。在前来就诊之前，他已经在电话里告诉我他被诊断为慢性阻塞性肺病。

听到敲门声之后，我打开门，看到他站在楼梯口，一只手紧紧地抓着栏杆，急促地喘着气，努力地大口吸着空气。他说，在爬上这短短一段楼梯的过程中，他就要停下来喘息两次。

在患上这个疾病之前，他个人的体质非常好。他热爱各种运动，尤其是越野滑雪。事实上，过来就诊之前，他刚刚带着两个孩子去瑞士的阿尔卑斯山滑雪度假回来，但这一次他没能亲自踏上滑雪板，只能坐在餐厅的露台上，裹着毯子，眼睁睁地看着孩子们在没有他的陪伴之下，从坡上滑下。

他告诉我，他的肺部扫描成像显示了几个较大的白色区域，说明存在额外的纤维。医生告诉他这是造成呼吸困难的原因。我无法否认仪器扫描的结果，但也无法认同医生们的结论，因为他们将这些白色区域的增生纤维，当成是造成患者呼吸困难的唯一原因。我更倾向于将患者的呼吸问题看成是肌肉和骨骼的问题：如果我能够让他的肋骨和呼吸横膈膜更好地运动，哪怕扫描和X光片依然显示出这些增生纤维的存在，我相信他的呼吸会得到改善。

根据我多年的临床经验，我认为，在内脏器官出现功能障碍的时候（在这个案例中是肺部），其部分原因可能是支配该器官正常运作的自主神经系统的功能障碍。迷走神经的腹侧分支和背侧分支，以及交感神经系统，都支配着心脏和肺部的正常运作。背侧迷走神经也提供了通往膈下迷走神经分支的主要通路，而这些神经分支会延伸至膈下的内脏器官并支配它们的正常运作。

迷走神经的背侧分支支配着支气管的收缩，使流入的气流减少。交感神经系统（与压力有关）则会使支气管扩张，使空气最大限度地流动。当迷走神经的腹侧分支神经功能正常时，支气管保持松弛，使肺部有足够的气流进出。

在我开始治疗这位呼吸短促的越野滑雪者之前，我问他在呼吸时能够感受到哪些部位的运动。他回答说，在吸气的时候，上胸部抬起来，而在呼气的时候，上胸部又会落下来。在他描述的同时，我能够明显看到他胸部的运动，他几乎是气喘吁吁，呼吸很浅、急促、胸口明显抬高。

然而，这种胸腔运动并不是由于呼吸性膈肌的抬高而产生的。相反，它来自其颈部和肩部的肌肉收紧，导致上肋骨的抬起而表现为胸口的抬高。随着时间的推移，这些紧张的肌肉会将他的头部拉成前倾的姿势（稍后会有更多的介绍），这会进一步限制他的呼吸。

我站在他的身后，双手轻轻地放在他胸前下部的两侧，仔细感应在呼吸过程中，他最下面的两根肋骨是否会出现运动。当横膈膜功能正常时，在呼吸过程中，它在吸气时就会收紧，向下推动，横向扩张最下面的两根肋骨。我只在他的身上感应到右侧肋骨轻微的侧向运动，没有发现左侧的侧向运动。

我喜欢请患者自己感受和观察呼吸时胸部和腹部产生运动的地方，让他们参与到对自己呼吸的评估中来。然后，他们也可以通过参与评估的过程，感受到治疗是否带来了积极的变化。我向这位患者展示，在吸气的时候应该感受到胸部哪些不同部位的运动。我问他是否在呼吸的时候，感受到自己的肋骨在向两侧运动。他表示完全感受不到。

随后，我测试了他的迷走神经腹侧分支的功能（具体的测试方法，已经在第四章中详述）。我花了不到30秒的时间，就确定他的迷走神经的腹侧分支功能存在障碍。那么，尝试通过基础练习建立良好的迷走神经腹侧分支功能，会不会改善他的呼吸情况？

我请这位患者仰卧在我的按摩台上，教他进行基础练习（基础练习及其他练习的详细操作过程和说明，将在本书第二部分中呈现）。完成练习后，这位越野滑雪爱好者的呼吸立即得到了改善：他的呼吸变得更慢、更深，不再费力。当他吸气时，他的肋骨开始向两侧扩张，而他自己也能感觉到。这对于一个患有慢性阻塞性肺病、呼吸困难的人来说，是一个重大的改善。我再次测试了他的迷走神经腹侧分支的功能，发现它现在可以正常工作了。

医生和研究人员经常用肺活量计来测试肺活量。然而，当人们知道自己即将接受测试时，往往会感到紧张，导致呼吸受限。我更倾向于从呼吸功能的角度来评估呼吸的质量。通过观察到这位患者在爬上一层楼梯的过程中就表现得非常困难，我可以推测出其在日常的正常生活和运动量下会存在多大的呼吸困难和功能受损的情况。

在治疗后，我的患者看起来轻松了许多。当他站起来的时候，我可以看到他的呼吸变得更深、更慢，脸色也更好了。他告诉我，他感觉好多了。

我的下一个目标，是进一步改善他的呼吸横膈肌的运动。他的右侧肋骨的侧向运动增加了，但左侧肋骨下段的侧向运动仍然几乎没有明显的感觉。通过对比他的右侧和左侧的运动，我明显感觉到他左侧存在干扰了横膈膜运动的东西。根据我多年的治疗经验，我怀疑这可能是食管裂孔疝导致的。

什么是食管裂孔疝？胃在腹部左侧，一般在呼吸横膈下。食道这条连接口腔后部和胃部顶部的弹性肌肉管，会穿过呼吸横膈上的一个圆形开口（裂口）。迷走神经的腹侧分支，支配着食道的上三分之一，使其肌纤维改变其长度，拉起或放下胃部。但传统的西方医学，在诊断和治疗食管裂孔疝的时候，不会考虑到迷走神经的作用。

如果这部分的迷走神经功能正常，食道可以放松和拉长，使胃部能够随着膈肌对吸气的收紧而稍稍下移到腹部。在理想情况下，当膈肌沿食道自由上升和下降时，胸腔内的器官仍停留在胸腔内（膈肌上方），腹腔内的器官则仍保持在腹腔内（膈肌下方）。但在迷走神经功能失调的情况下，食道的上三分之一的部分会收紧、缩短，将胃拉到呼吸横膈下方（见附录中的“胃2”示意图）。

在极端的情况下，食道会因变紧、变短而将胃拉到膈肌上，迫使其开口变大，并将胃的一部分拉到胸部。这就是所谓的“食管裂孔疝”（疝气是指组织中的开口突起）。

除了严重的呼吸困难外，患有食管裂孔疝的人还经常会出现胃酸反流，即胃酸上升并灼伤食道或咽喉后部，这也被称为胃食管反流病或胃灼热。其他症状还包括吃完饭后有腹胀感，因此导致只能少食多餐，而不是每天正常的三餐。

正常的呼吸应该会牵引横膈膜上下移动（见附录中的“膈肌呼吸”示意图）。在呼吸困难的情况下，如慢性阻塞性肺病，我发现食道收紧是干扰正常呼吸的因素，事实上，我认为这是许多呼吸障碍的关键病因。因为当食道收紧导致胃部被拉入横膈膜中时，横膈膜就不能在吸气时自由下降。

当我用基本练习治疗迷走神经，然后用内脏整骨治疗的技术来拉长和放松食道后，患者的呼吸困难会立即得到改善，并可以不费吹灰之力地深呼吸。这往往就足够了！

治疗食管裂孔疝

下面是整骨疗法通过按摩治疗食管裂孔疝的方法。作为一个简单的自助练习，其效果非常显著。

我会首先指导患者如何完成基础练习（详见第二部分）。然后，运用一个简单的整骨疗法按摩技术，将他们的胃向下拉，旨在拉伸（拉长）和放松食道。我通常会教他们自助完成这个动作。我已经使用这套方法，帮助了许多被诊断为哮喘、肺纤维化和气短的病人。

胃位于腹部的左侧，也就是肋骨架下方的位置。用一只手的指尖轻轻地放在胃部所处地方的上面。胃部是柔软的，但可以通过指尖摸到。如果我们用指尖慢慢地、轻轻地按压腹肌，应该能感觉到胃部的存在。在这个过程中，你只需轻触感知胃部的位置即可，无须用力按压。在任何情况下，触摸的动作都不应该产生疼痛。如果对方产生疼痛感，你应该立即停止。感知到胃部之后，将其轻轻地朝下拉，直到感知到阻力的迹象——通常情况下，拉伸的距离只有半英寸到一英寸左右（如图1所示）。在遭遇轻微的阻力点保持住拉伸的动作，直到食道放松。虽然目标是通过将胃往下推，拉伸食道，但没有必要在这个过程中用力。把手指放在胃的顶部，就会给食道的神经发出拉长的信号，胃就会朝着腹部下降，为呼吸横膈膜在吸气时的下降腾出空间。

这一刻的放松，通常会伴随着一声叹息或吞咽。这时，

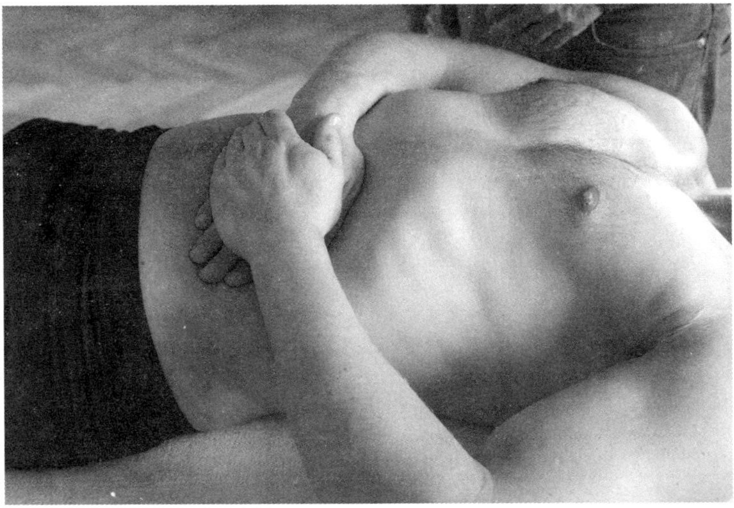

图1　食管裂孔疝的治疗

病人的感觉应该就像胃部下拉的肌肉阻力被融化了一样。这将使患者能够立即获得更轻松、更深的呼吸。

在治疗这位患有慢性阻塞性肺病的滑雪爱好者时，我首先指导他操作了这个简单的自助治疗术。通过轻轻地将胃部下拉，他能够伸展食道，使呼吸变得更顺畅。伴随着食道的放松，他的胃部就能够自由地移动到更合理的位置，进入腹部较低的位置，即呼吸横膈膜以下一两英寸的地方。这使得呼吸横膈膜可以自由地在食道的外表面上方正常地上下滑动，也将为其腾出空间，使其可以在吸气时自主下降，使得最下方两根肋骨可以向两侧横向扩张。这将使得他的呼吸变深、变慢，并能够吸入和呼出更大的空气量。

然后，我们再次进行了功能测试。我的办公室位于临街小楼的二层，上面还有四层。我请患者爬到顶楼，然后再回到诊所。当他回来时，虽然依然呼吸吃力，但显然呼吸变得比之前更深。他笑着对我说："我很顺利地一口气爬到了顶楼，然后一口气走了下来。中间不需要停下来喘气。"就这样一个在完成一次诊疗之前，在爬上一层楼梯的过程中，都还需要停下来喘息数次的病人，在治疗之后能够一口气爬上四层楼，这是一个多么明显的改善。

后来，这位患者依然会不定期地接受我的治疗。除了帮他解决了食管裂孔疝的问题，我们还解决了其他的内脏器官紧张的问题，因为这些器官的障碍也会导致呼吸不畅。他也在整个过程中自行完成了基础练习，治疗食管裂孔疝的自助方法，以及其他的内脏按摩技术。在他前来诊疗时，我也会给他实施一些动作和按摩练习。三个月后，他就能够毫不费力地与自己的哥哥一起骑行数个小时不落后，要知道，他哥哥曾是丹麦全国铁人三项的冠军。在我们上次诊疗时，他的呼吸问题还在继续改善，但他正计划和哥哥一起去瑞士的山区骑车旅行。仅仅接受了半年的治疗，他就从一个走路都呼吸困难的人，变成了一个可以承受越野骑行的运动员，治疗的效果可谓奇迹。

当他再次接受医学扫描时，他的肺部依然存在白色的区域，表明纤维化的情况依然存在。然而，这些纤维似乎并没有影响到他的呼吸，尽管它们的确会降低肺部组织吸氧的效果，但由于肺部容量变得比之前更大，他现在的呼吸表现反而比许多专业的运动员还好。

因此，我认为大多数治疗慢性阻塞性肺病的传统方法都走错了方向，没有考虑到身体的局部问题，或许可以追溯到迷走神经的功能障碍。我认为，慢性阻塞性肺病的病因，往往是因为迷走神经的腹侧分支缺乏足够活力，使得背侧迷走神经分支的活跃度很难控制。

背侧迷走神经分支的活跃，会导致支气管收缩，使得空气难以进入肺部。在身体不需要运动的状态下，这种收缩是恰当的，例如鳄鱼吃了大餐之后，必须静静地躺着才能消化。但是，如果这种收缩状态出现失控，那么对于每天需要正常运动才可以维持日常生活的人类来说，就会成为问题。

通过本书提供的基础练习，来激活迷走神经的腹侧分支的功能，就可以使人摆脱背侧分支活跃导致的机能关闭状态，使支气管不再毫无节制地收缩。

本书提供的基础练习，结合食道拉伸，只需几分钟的时间，不需要任何处方药，就能够获得呼吸改善的立竿见影的效果，没有任何不良副作用。在我看来，这就证明了人们普遍接受的慢性阻塞性肺病的病因解释，并没有完全揭示其根源。我所治疗的慢性阻塞性肺病患者给我带来了X光片和扫描片，显示他的肺部有白色的区域，并被告知这些区域是纤维增生而导致，且会造成呼吸受限。如果经过我10分钟的治疗之后，他就能够更正常地呼吸，那么就证明呼吸会被纤维增生限制的设想不成立，或者至少我们可以说这不是唯一的解释。

对这位患有慢性阻塞性肺病的患者来说，改善他的迷走神经的功能，使他的头部从前倾的位置回到正常，并缓解其呼吸横膈膜的功能，有助于改善他的肺活量。这一点已经在医院的检查中得到了证实。

膈式呼吸

良好的膈式呼吸，是确保社会参与状态的重要因素。我在临床上观察到的每一个处于紧张或背侧迷走神经分支活跃状态的人，都会存在呼吸模式紊乱的问题。

正常的呼吸应该包括横膈膜的上下运动。为了评估其运动是否正常，我会将手轻轻放在患者的胸前两侧，在最后两根肋骨的水平处。如果存在膈式呼吸，我可以感知到两侧最后两根肋骨的侧向运动。但是，如果存在膈肌疝气，我可以感觉到右侧有侧向运动，但左侧几乎没有。

当我们在吸气时不能存在呼吸横膈膜的正常下降时，我们要寻找其他方法来为扩张的肺部腾出空间。一个很常见的方法是抬起肩膀和上肋骨。这就是所谓的高肋呼吸（“肋”指的是肋骨）。这种呼吸模式与恐惧、焦虑和恐慌等情绪有关。

非腹式呼吸中另一种常见的模式，是用腹肌吸气。有时候，当我们在气短时，腹部会出现腹胀、发软、松弛等现象。腹肌太软或松弛，会导致肠子的下行，把肺部拉下来。有时，人们把这种情况称为“腹式呼吸”，并把它理解为是一个好的信号，因为可以看到呼吸下行到腹部。但是，它并不会主动收紧呼吸横膈膜。用这种方式呼吸的人在吸气时，往往会收紧腹部肌肉，他们的腹部肌肉会感到很硬。这种呼吸方式通常与生气状态有关。

在理想状态下，呼吸时，腹部和胸部会同时有节奏地扩张和收缩。最下方两根肋骨（R11和R12）向两侧、向下、后方随着扩张而运动。其上方的五根肋骨会向上（R6—R10）向两侧运动，这种侧向运动类似于“抬起和放下的水桶把手”。位于这些肋骨上方的另一组肋骨（R5—R1）在呼吸时与胸骨一起直接向上抬起，这种运动被称为“泵把式运动”。

如果我们的横膈膜失去了最佳的张力，整个肌肉骨骼系统也会失去适当的张力，导致肺部和血管往往萎缩，表现为个人的呼吸受限，且呈现出抑郁的行为。另外，如果横膈膜收紧并压迫到内脏上，就表明该个体的身体和呼吸都处于愤怒状态。

迷走神经既有感觉纤维，也有运动纤维；既影响呼吸运动，也受其影响。在迷走神经的呼吸分支中，感觉神经纤维（传入性神经或内传性神经）的数量是运动神经（传出性神经或外传性神经）的四倍，这些神经纤维不断地监测着呼吸横膈的功能。

腹侧迷走神经运动纤维的正常功能是促进放松、高效呼吸的必要条件。当呼吸横膈膜不能正常工作，不能在吸气时下降时，我们会利用脊柱交感神经链或背侧迷走神经回路激活的肌肉，所以不能正确利用横膈的呼吸模式，就会通过感觉神经纤维传递出我们受到威胁或危险的信息。这也是颅神经感觉分支的反馈影响人体自主神经系统状态的一个例子。

肩膀、颈部和头部疼痛：第十一颅神经、斜方肌、胸锁乳突肌

除了具备五大“社会参与”神经的功能之外，第十一颅神经（脊柱附属神经）还具有特殊的肌肉功能。它支配着颈部和肩部的斜方肌和胸锁乳突肌这两大块肌肉的运动（详见附录中的“斜方肌”和“胸锁乳突肌”示意图）。如果这两块肌肉中的任何一块长期处于紧张或

松弛状态，那么它们对按摩治疗和运动训练的反应，就会与身体其他地方的肌肉不同。

肩颈问题是常见的肌肉骨骼问题之一。第十一颅神经的功能障碍，往往会导致颈部和肩部的疼痛或僵硬，有时候，我们只需要通过基础练习，改善第十颅神经和第十一颅神经的功能，就能够消除这两个部位的疼痛或活动受限的情况。在完成基础练习之后，我们也可以尝试用其他方法，治疗因这两块肌肉的问题而引起的其他健康问题。例如，可以参阅第二部分中关于偏头痛的自助治疗方法。此外，完成基础练习似乎也能够立即帮助大多数人，改善其保持社会参与状态所必需的五条颅神经的功能。

回到斜方肌和胸锁乳突肌，我们注意到，除了颈部和肩部的疼痛和僵硬外，第十一颅神经的功能失调和/或斜方肌和胸锁乳突肌缺乏适当的紧张，也是造成许多其他健康问题的原因之一。这些问题包括偏头痛、头部前倾、呼吸困难、慢性脊柱交感神经链激活、慢性背侧迷走神经激活和预期寿命缩短等。

斜方肌和胸锁乳突肌也是影响脊柱形状和健康的决定性因素。此外，一侧的胸锁乳突肌长期处于紧张状态，实际上会改变后脑勺的形状，即由于肌肉对颞骨（耳朵后面的颅骨板）的持续牵拉，该侧后脑勺的形状会变平。在我治疗过的每一个自闭症儿童中，我都观察到他们的后脑勺的形状发生了这种变形（详见本书第二部分中关于如何恢复颅骨圆润状态的技巧）。

左右转动头部应该是一个均衡协调的动作，不应该出现停顿或抽搐，或偏离顺畅的转动曲线。我们的头部应该能够转九十度或更大角度。

人们经常抱怨，当他们把头转到一边时，颈部和肩膀的活动范围受限、僵硬或疼痛。如果疼痛或僵硬是在他们转头的方向相反的一侧，那么极有可能是因为头部转向一侧的斜方肌或胸锁乳突肌存在问题。如果疼痛发生在转头方向的这一侧，那么问题很可能不在于第十一颅神经的障碍或斜方肌和胸锁乳突肌的失调，而是肩胛提肌的问题。在第二部分有一套练习，叫作“蝾螈练习”，可以提高颈部的侧向运动能力。这个练习一开始会有轻微的疼痛感，但如果我们坚持不懈，就可以增加颈部的活动范围，改善第十一颅神经的血流，改善我们的斜方肌和胸锁乳突肌的功能。

肩胛提肌

我们可以通过基础练习和蝾螈操来改善颅神经的功能，改善头部左右转动的能力。但这些可能还不足以让我们在转动头部时完全自由，因为颈部的其他很多肌肉都参与了头部的运动，任何一块肌肉的紧张都会限制头部的转动。

如果颈部疼痛是在头部转向的同一侧，那么问题很可能不在于第十一颅神经的障碍或斜方肌和胸锁乳突肌的失调。它很可能来自另一块肌肉，即肩胛骨上提肌（肩胛提肌）。在这种情况下，对第十一颅神经和斜方肌、胸锁乳突肌的治疗，可能无法消除所有的疼痛和僵硬。

珍妮特·崔薇儿和路易斯·塞门斯医师以及洛伊斯·塞门斯，在他们的《肌筋膜疼痛与功能障碍：激痛点手册》一书中，将肩胛骨的肌肉称为“落枕肌”，这对肌肉从椎体的顶端，沿着颈部两侧，向下延伸到肩胛骨。

我在临床中发现，直接按摩肩胛骨的肌肉可以暂时缓解疼痛，但肌肉功能的障碍很快会再次出现。问题可能在于肩胛提肌的功能失调。因此，想要获得更持久的缓解效果，汤姆·梅耶建议按摩上肩脊肌（沿着肩胛骨上方的肌肉），以改善肩胛提肌的张力（详见附录中的“上肩脊肌”示意图）。

本杰明·希尔德提出了另一种方法。他观察到，只要将上颈椎侧弯，就可以打开C1和C3之间的空间，将通往肩胛骨的脊柱神经的压力卸掉。因此，建议大家尝试一下蝾螈操的上半身练习（第1级），通过将头向一侧倾斜的训练，打开C1和C3之间的空间，这样也可以缓解疼痛。

○ 斜方肌和胸锁乳突肌

斜方肌和胸锁乳突肌这两块肌肉的问题，不仅仅会造成疼痛、僵硬或偏头痛等不适，通常情况下，这两块肌肉中的任何一块出现功能障碍的人，都很容易失去社会参与的状态，并很容易出现前文中描述的“九头蛇”问题（详见本书第一部分开头的论述）。改善这两块肌肉的功能，通常可以改善第十一颅神经的功能，并帮助我们恢复到社会参与的状态。

因为这两块肌肉是由颅神经支配的，所以它们与身体其他部位的660块骨骼肌不同（后者均由脊神经支配）。所有这些其他肌肉中的任何一块肌肉的张力失调都会导致疼痛、活动范围受限和僵硬。相比之下，胸锁乳突肌和斜方肌的功能障碍，虽然与一系列严重的健康问题有关，但我们通常不会将这些问题与肌肉问题联系在一起。

斜方肌是一对薄薄的、平坦的、梯形的、浅表的肌肉，覆盖了颈部、肩部和躯干的大部分区域。它们发源于位于颅骨后下部的枕骨，与肩胛骨的棘突及颈椎和胸椎各椎体的棘突相连（颈部和躯干）。胸锁乳突肌的肌肉附着在颞骨的乳突顶端，沿颅骨耳后的两侧分布。然后，这块肌肉分成两块，沿对角线向前和斜向下方包裹，其中一部分附着在胸骨顶部（胸骨），另一部分附着在锁骨内侧（锁骨）。由于这两块肌肉附着在颅骨上的位置稍有不同，所以它们拉动头部的角度也略有不同。另外，由于胸锁乳突肌的胸骨和锁骨肌部分附着在躯干上不同的位置，所以它们也有助于头部的旋转。

位于两侧的胸锁乳突肌可以比作缰绳，让骑马的人可以控制马的头部运动。骑手在一侧拉动缰绳的同时，在另一侧则放松缰绳。如果两侧的胸锁乳突肌不存在慢性的紧张，我们的头部就会保持完美的平衡，能够轻松地向右或向左转，不会受到限制或感到疼痛。我们的头会处于一个自然放松的位置，能够保持直视前方。

但是，我们某一侧胸锁乳突肌的肌肉某处出现紧缩，导致颈部僵硬。这使得颈部向某一侧的转动很轻松，但向另一侧转动则很困难。由于中枢神经是由第十一颅神经支配的，所以这种僵硬，往往是由第十一颅神经的功能障碍引起的，而且几乎总是与迷走神经的功能障碍同时存在。

如果附着在胸骨上的胸锁乳突肌的肌肉对称地向两侧收紧，就会使颈部变短、变粗，使头部向前牵拉，呈现一种被形容为“牛颈”的状态。如果附着在锁骨上的胸锁肌的肌肉对称地收紧，就会将头部向后拉，使颈部变细变长（即所谓的“天鹅颈”）。

在《罗尔夫疗法》一书中，开创了身体理疗先河的身体治疗师伊达·罗尔夫博士让我们注意到，斜方肌和胸锁乳突肌构成了颈部肌肉的外环。在这个外环内，有许多较小的肌肉帮助我们完成更精细的头部运动，在呼吸时抬起上肋骨，以及进行吞咽等。

转动头部这个看似简单，但实际上很复杂的动作，需要肌肉张弛有度地协调，要求精确的肌肉控制。但这些过程，已经通过条件反射的方式，被编入人体的神经系统，使我们无须思考其过程原理就可以轻松完成这一动作。当有什么东西吸引了注意力时，我们就会自动地把目光集中到它的身上。我们的头部的运动跟着眼睛的方向走，然后身体的运动跟着头部的运动走。眼睛聚焦在令我们感兴趣的物体上，并将其置于视野的中心，然后第十一颅神经支配斜方肌和胸锁乳突肌的纤维，使头部向该方向转动。

我们生来就有这种协调眼睛、头部和身体运动的能力。当婴儿仰卧时，如果前方有物体突然移动或改变速度，婴儿的眼睛就会把注意力集中在物体上，先用眼睛，然后再用头部跟随移动。我们对声音的反应也是一样的。如果有声音吸引了我们的注意力，我们就会移动头部，将声音集中在两耳之间。所有这些都需要斜方肌、胸锁乳突肌和其他肌肉的复杂协调。

○ 体现在塞伦盖蒂平原上的斜方肌和胸锁乳突肌活动

猎豹是地球上速度最快的哺乳动物，能够以每小时60英里的速度奔跑。而且在以这种惊人的速度奔跑的过程中，猎豹的眼睛一直能够盯着它所追赶的动物。第十一颅神经使猎豹能够转动头部，而随着头部的转动，它的身体也跟着转动。

被猎豹追赶的羚羊，会寻找能在不撞到任何东西的情况下，远离猎豹的空旷区域。当它的眼睛找到这样的地方时，它的头会跟着眼睛的方向走，然后身体也跟着转向。

虽然羚羊的速度没有猎豹快，但它有一个逃生的优势：如果它是直线跑，猎豹很容易就能追上它。但凭借着它轻盈的身体和细长的腿，羚羊的转弯速度更快。所以，为了避免被猎豹抓到，羚羊就会采取弯弯曲曲的逃跑路线。而猎豹则无法做到这一点，得益于其强大的敏捷性，一只健康的成年羚羊一般都能逃脱猎豹的追赶。此外，羚羊也有较长的耐力，能跑较长时间，其耐力强于追赶的猎豹。

当猎豹、狮子、老虎或其他掠食者在追逐猎物时，如果不能马上将猎物击倒，它就会因为剧烈的运动而精疲力竭，需要几个小时的时间才能恢复体力再去尝试。因此，在它发力之前，猎豹会花时间研究羚羊群，以便挑出一只受伤或年老的，或者是躲在母亲附近长长的草丛中的新生儿。据统计，所有的羚羊幼崽有一半在成年之前就会被这些猎食者吃掉。

在前面的案例中，对于作为猎手的猎豹和猎物的羚羊来说，生存的关键部分取决于能否毫不费力地转头，而主要负责转头的肌肉是斜方肌和胸锁乳突肌——这两块肌肉均由第十一颅神经支配。因为转头成为一项生死攸关的本领，因此，第十一颅神经的结构是高度发达和复杂的，以便对这些肌肉的各个纤维进行精确的神经支配也就不足为奇了。

○ 斜方肌在爬行过程中发挥的作用

斜方肌是我们人类在婴儿时期最早使用的肌肉之一。当婴儿俯卧的时候，第一个动作就是拱起背，利用斜方肌抬起头部。在抬起头部之后，婴儿就可以利用胸锁乳突肌控制头部转动，以观察周围的情况（详见附录中的“婴儿俯卧”示意图）。

婴儿的下一阶段的动作，应该是将头部抬高，使其双臂置于肩下，以支撑上半身的重量。这样一来，婴儿很快就可以进入四肢着地的状态。在这个姿势下，斜方肌上部纤维的绷紧，使婴儿能够伸直并拱起颈部，并将头抬起，直视前方（详见附录中的“婴儿四肢着地”示意图）。

要做到这一点，婴儿需要或多或少地绷紧斜方肌三个部位的纤维。在这个过程中，婴儿首先通过绷紧下部的斜方肌拱起下背部，然后通过中部斜方肌拉起肩膀，并通过上侧斜方肌抬起头并向后仰头。除了斜方肌外，头部能够撑起并位于颈部椎骨适当的位置上，也要得益于位于后颈部最大块肌肉头半棘肌的作用。然后，胸锁乳突肌使得婴儿可以轻松地转动头部。

在这个阶段，婴儿在发育的过程中，用手和膝盖支撑体重，动作和其他四肢哺乳动物一样。不久，婴儿就可以开始向前爬行，以两只手臂一前一后的方式爬行。在爬行时，这种不对称的手臂运动模式需要不对称地使用斜方肌。

在四肢支撑身体的姿势中，手臂和大腿与躯干成九十度角。当宝宝用手臂用力往下推时，会有等量的力量将手臂推回肩关节窝内，肩关节的本体感觉神经可以向大脑传递手臂和肩膀是否感觉正确或处于平衡状态等信息。

○ 爬行转为站立时斜方肌作用的变化

人类的婴儿在爬行时，是用四肢支撑体重。在这种四肢着地的爬行运动所涉及的肌肉、骨骼和神经方面，人类的身体结构和四肢动物一样。

我们生活在地心引力的作用下，地心引力总是将我们向下牵引。当我们四肢着地爬行的时候，我们或多或少地会把重量平均地分布在四肢上，四肢通过向上反推作用力的方式，承受我们的身体重量。这是一个既定的稳定结构。

当我们站起来，仅使用后腿维持身体平衡时，就必须以一种全新的方式使用身体的肌肉和骨骼。导致身体的肌肉和骨骼系统的张力平衡中的一切，都发生了变化。相较于四肢着地时肌肉纤维中的肌肉或多或少地均匀受力的情况，站立会导致有些肌肉变得长期紧张，而另一些肌肉则变得松弛。站立时，我们的体重不是靠四个支撑物来支撑，而是将沉重的上半身完全平衡在两腿和臀部之间的两个球托关节上。相较于四肢着地的情况，站立是一种最不稳定的结构（见附录中的“婴儿站立”示意图）。

随着时间的推移，仅靠双腿站立的姿势，会导致人类出现四肢着地动物不会存在的许多健康问题。例如，大多数人都会随着年龄的增长，出现头部前倾的趋势（请参阅下面关于头部前倾姿势及其相关健康问题的论述）。

当我们第一次尝试四肢着地爬行的时候，斜方肌把我们的头部抬起很高。斜方肌三个部位共同作用，就像一块完整的肌肉一样，所有部位的肌肉纤维承受着大致相同的张力。但实际上，其中一些肌肉纤维负责将肩部向后拉，并共同作用帮助支撑起我们的上半身；而其他部位的斜方肌纤维则在其他方向拉动，将头部抬起。

然而，在我们双腿站立后，部分斜方肌就失去了它们原本的作用，不需要像四肢着地时那样，将肩膀拉起，迫使我们的头部抬高。因此，在站姿情况下，斜方肌将不再被视为单一的肌肉群，而是按照功能，分成了三个不同的部位，即上、中、下斜方肌——这三组纤维也开始作为独立的肌肉群来发挥作用。因此，可能会导致斜方肌的某个部分过度紧张，而另一个部分则紧张不足的情况。这些肌肉的状态，不仅会反映在肩部骨骼的位置上，也会反映在脊柱的位置上（详见附录中的“斜方肌”示意图）。

人的脊柱的形状与马、山羊、长颈鹿的脊柱有很大的不同。四条腿的动物用前腿支撑着部分重量，而人的手臂则是自由地悬挂在肩关节处，使得肩关节内已经没有了手臂的推力。

如果感到肩部疼痛，我们经常会反思，是什么原因导致了这种疼痛，并认为肯定是做了一些不常做的动作，例如举起了过重的东西，或大力投掷了类似棒球等东西。然而，导致肩痛的一个不为人知的因素，是因为仅靠双腿站立的姿势而导致的肌肉张力不平衡。因此，长时间地坐在椅子上一动不动这种终生习惯，对人体的肌肉骨骼结构造成的负面影响也不言而喻。事实上，许多身体理疗师反映，他们治疗的最常见问题就是肩部问题。

人类脊柱自身的弱点很容易导致脖子僵硬、腰酸背痛和肩膀疼痛等问题。因为在站姿状态下，头部和脊柱之间的关系会相较于四肢着地姿势发生变化（详见附录中的“婴儿站立”示意图）。为了平衡支撑身体全部重量的双腿，斜方肌的上半部分将不再支撑着头部向上和向后的姿势，导致我们的头部更容易前倾。

斜方肌的中间部分，也不需要再将肩胛骨拉向脊柱，使其成为一个稳定的基础。相反，对于我们大多数人来说，我们的肩胛骨会顺着背部、向前、向两侧滑行。与四脚动物的深桶状胸相比，人体的上胸部会凹陷下去，肚皮也会露在外面。如果一个演员做出含胸挺肚姿势，那就是在刻画一个失去自尊心的角色。

当斜方肌的下部分不再像以前四肢着地的时候那样发力时，人类的脊柱会缩短，头也会向前移动。这些变化并不是因为肌肉张力的增加，而是因为过去用来支撑我们的头部抵挡地心引力的三个部位的斜方肌失去了平衡的张力。

因此，为了改善斜方肌的功能，我们需要通过刺激连接这些肌肉的神经，来改善斜方肌三个部位的肌纤维的肌张力。我们可以通过被我称为“斜方肌扭动转体操”的简单动作来完成（详见第二部分）。与大多数其他练习不同的是，这个练习，既不会拉伸肌肉，也不会增强肌肉，而是旨在通过收紧和释放肌肉的张力，唤醒支配斜方肌的神经。通过这个练习，过度紧张的肌肉部位可以放松，而需要绷紧部位的肌肉张力会增加。

○ 斜方肌张力不均衡导致的健康问题

由上、中、下斜方肌组成的纤维组之间的张力总是有差异。即便是同一部位的斜方肌，其左右两边的肌张力也有差异。而这种各部位之间肌肉张力的不均衡，会破坏两肩的平衡。

由于斜方肌附着在颈椎和胸椎上，左右斜方肌之间的张力不平衡，会增加胸椎的旋转、伸展、屈曲和侧弯的风险，导致胸腔内部空间的非正常变化，进而影响到心肺功能。

在某些情况下，这种不对称也会压迫从这些脊柱节段流出的脊神经，影响到它们所连接的器官。一些脊神经（T1—T4）通往心脏，一些脊神经（T5—T8）通往肺部，而其他脊神经（T9及以下）则连接到各种内脏器官。

○ 胸锁乳突肌张力不均衡导致的健康问题

位于两侧的胸锁乳突肌，是控制左右转动头部的主要肌肉，长期或急性的胸锁乳突肌紧张会导致颈部僵硬。有此问题的宝宝在仰卧姿势时，往往会倾向于长期将头转向一侧。随着孩子年龄的增长，这种情况可能会被诊断为斜颈部（颈部扭曲症）。

如果你检查存在颈部僵硬的人，你可能会发现他的后脑勺的一侧是平的。如果是这样，可以使用本书“使扁平后脑勺恢复圆润的技术”部分描述的方法。该方法不仅可以放松紧绷的胸锁乳突肌，而且还可以在一定程度上使后脑勺变圆，即使在成年人身上也能够取得很好的效果。

颈部僵硬通常会伴随着第一颈椎——寰椎的旋转（见附录中的“寰椎”示意图），导致进入脑干的血流量减少。在成年人身上，颈部僵硬可能预示着第十一颅神经的功能障碍，如前所述，这是保证社会参与状态所必需的五条颅神经之一。因此，释放胸锁乳突肌的张力，往往使我们更容易参与社交活动。

但这并非什么新鲜的信息，我们找到的可考资料可以追溯到几千年前。令人惊讶的是，在圣经中，已经存在很多关于“颈部僵硬的人（顽固之人）”的记载。尼希米书9：17的一个例子说：“他们不肯听，也不记得你在他们中间行的奇事。他们变得颈部僵硬（顽固），在他们的叛逆中，他们指定了一个领袖，要回到他们在埃及的奴役中。”

○ 第十一颅神经功能障碍的全新疗法

转头是人体最重要、最复杂的动作之一，也是人类幼儿最早完成的动作之一。我们对这个动作非常熟悉，以至于我们通常都不会去想它背后的原理和科学。控制斜方肌和胸锁乳突肌需要它们包含的许多单个肌纤维的协调一致的张紧和松弛，而这个动作的实现，有赖于功能良好的第十一颅神经。

大多数关于第十一颅神经的解剖学插图，都试图在一张图上显示出这条神经的所有分支，但我个人发现这些图很容易令人困惑。为了帮助大家清楚地了解第十一颅神经的复杂结构，我请插图师绘制了一些全新的彩色图画，展示了这一重要的颅神经的三个部分（见附录中的“第十一颅神经”示意图）。第十一颅神经的一个分支起源于脑干，过去被称为“颅部分支”，但它现在被认为是迷走神经的一部分，也就是第四章中讨论的咽部肌肉的神经分支。另一个分支，称为“脊柱附属神经”，从颅骨下方的颈部脊髓出口，直接连接到达斜方肌和胸锁乳突肌的纤维。还有另外一条分支，起自脊髓颈部的副神经脊髓核，由脊神经前后根之间出脊髓，在椎管内上行，经枕骨大孔入颅腔，与颅根汇合一起出颅腔。出颅腔后，又与颅根分开，绕颈内静脉行向外下，经胸锁乳突肌深面继续向外下斜行进入斜方肌深面，分支支配此二肌。

尽管第十一颅神经的所有分支都有不同的通路，但它们的功能，都是以协调的方式，共同作用于斜方肌和胸锁乳突肌的各个部位。

第十一颅神经和迷走神经（第十颅神经），作为共同确保社会参与状态的五条颅神经中的两条，不仅在功能上有密切的联系，而且在结构上也有密切的联系。从附录中的两张第十一颅神经示意图中，可以看到第十一颅神经的分支和迷走神经的腹侧分支，通过颈静脉孔离开颅骨后，依然存在明显的联系：来自第十一颅神经的纤维与迷走神经的纤维，在颅外几毫米处交汇。除了它们的神经纤维在离开颈静脉孔后的混合之外，第十一颅神经和迷走神经的分支，都起源于脑干中的神经纤维条状核，也就是脑干中的疑核。

因此，迷走神经的功能/功能障碍直接反映在第十一颅神经的功能/功能障碍上，也就不足为奇了。对第十一颅神经的测试与对第十颅神经（迷走神经）的腹侧分支的测试一样，在显示功能正常/功能障碍方面给出了相同的结果。

○ 第十一颅神经及腹侧迷走神经分支

第十一颅神经的斜方肌挤压测试，让我们不仅了解到第十一颅神经自身的功能正常/功能障碍状态，还能够了解确保正常的社会参与状态的其他四条颅神经的功能，是正常还是存在障碍。这五条负责社会参与状态的颅神经通常一起发挥作用，如果其中一条神经存在功能失调，则其他四条神经也会出现功能障碍。相应地，如果我们能够改善其中一条神经的功能，其他四条神经的功能也将随之改善。

当我开始使用斜方肌挤压测试来检测第十一颅神经和迷走神经腹侧分支的功能状态时，我会要求患者张开嘴，并说“啊—啊—啊”。

我开始意识到，每当两侧的斜方肌张力不一致时，患者的表现就会与测试腹侧迷走神经功能的小舌测试中一样。于是我决定在诊所进行一项非正式的研究。

然后，我对来诊所接受治疗的80位患者进行了测试：我首先测试了他们的腹侧迷走神经（用第四章中描述的迷走神经咽部分支功能的小舌上提试验进行检测），然后测试了他们的第十一颅神经（用斜方肌挤压试验）功能。我发现这两项检查结果之间存在百分之百的相关性。在此基础上，我认为斜方肌功能的测试结果，是迷走神经功能/功能障碍的有效指标。

在患者完成基础练习后，我又对他们进行了这两方面的测试，结果发现第十一颅神经和迷走神经的腹侧分支的功能均得到改善。患者也对我的结论表示了赞同。“现在，两边在被挤压的时候，产生的感觉更相似。”我让他们转动头部，并描述头部、颈部、肩部的感觉。在几乎所有的情况下，患者的移动能力都得到了改善，他们可以更大幅度地转动头部，并感觉到较为轻微的疼痛，或完全没有感受到疼痛。

肩颈问题治疗前的斜方肌挤压测试

理疗师和身体治疗师最经常遇到的，是抱怨颈部僵硬和肩部疼痛的患者。如上文所述，这些问题通常表明患者的斜方肌和/或胸锁乳突肌的肌肉张力失调，其中一个原因可能是某个部位的长期紧张或松弛。

大多数物理治疗师、按摩治疗师和身体治疗师在开始治疗的时候，都是直接针对肩部肌肉的紧绷进行舒缓治疗，而不考虑患者的自主神经系统的状态。当人们带着肩颈的问题来我的诊所时，我会根据科廷汉、伯格斯和莱昂的研究结果来进行治疗。

他们的研究表明，要想用筋膜释放、肌筋膜释放或一般的肌张力释放的治疗手法取得积极的效果，在尝试其他任何干预措施之前，必须先确保迷走神经腹侧分支的良好功能。所以，我会首先测试患者的迷走神经的腹侧分支的功能，或者用下面的第十一颅神经的功能测试方法进行测试。这个测试通常需要的时间更少，而且比迷走神经功能测试的干扰性要小，因为在迷走神经功能的测试中，患者必须张开嘴说“啊—啊—啊—啊”，而我则需要用手电筒观察小舌的运动。

在针对第十一颅神经的测试中，我们只需要挤压肩部上方的肌肉就可以了。斜方肌挤压测试只需几秒钟，很适合用于儿童和自闭症患者，因为这些患者可能难以配合常规的检测操作，可能导致无法取得可用的测试结果。

要使用斜方肌挤压测试方法，首先需要在几个人身上练习，以培养必要的运动技能。前几次尝试测试斜方肌的肌张力时，感觉不确定是很正常的。但是，在尝试几次之后，你可能就会发现已经可以掌握它的感觉。

第十一颅神经可以通过滑动、抬起、滚动斜方肌的顶部（位于肩胛骨的顶部，一直延伸到颈部的一半处），并将左右两侧的肌肉状态进行比较，来测试一下斜方肌的感觉。斜方肌虽然覆盖面积很大，但很薄。

具体的测试步骤如下：

1. 握住两侧的斜方肌，用大拇指和食指轻轻挤压（如图2所示）。而大多数新手只需抓住这块肌肉，捏得越轻越好。

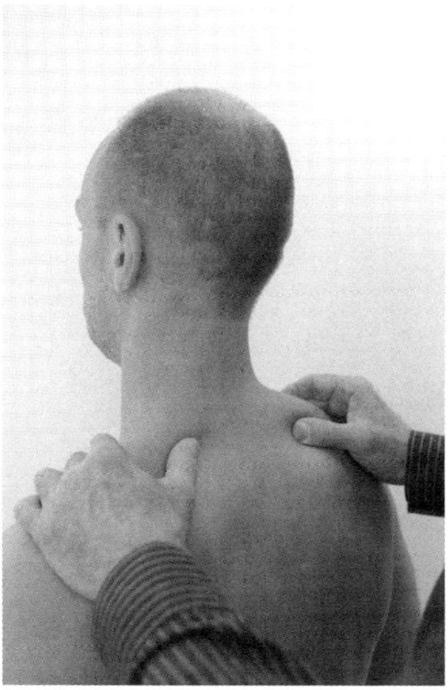

图2　斜方肌挤压测试

2. 如果你能够轻轻地、慢慢地捏，应该能将斜方肌稍稍抬起来，让它剥离下方的肌肉。

3. 比较一下两侧斜方肌的肌张力。两边的感觉是一样的，还是一边比另一边硬？理想情况下，两边都应该是柔软而有弹性的。但是，很多情况下，患者身上的斜方肌，往往一边是柔软有弹性的，另一边却不是。如果你慢慢地用轻柔的压力去挤压它们，你可以感觉到，即便你再往深处用力，一边的肌肉依然会保持松弛、柔软、有弹性，而另一边可能会对挤压有反应，即使只使用了很轻的压力，另一边也会紧绷起来，感觉很硬。

4. 我会询问被试者："我挤压的时候，两边的感觉是一样的，还是不一样的？"如果对方回答说感觉不一样，我就问："哪边比较紧张？"但令我疑惑的是，有一半的患者，在回答哪一边感到更紧张时，答案与我个人的判断不一致。我不知道为什么会这样。但我得出的结论是，我们之间的分歧并不会影响到治疗的成功，只要我跟患者都意识到，两边的斜方肌张力存在差异即可。

5. 如果我们一致认为两边的反应存在区别，我就把这一点看成是第十一颅神经功能失调的表现。我的结论是，他们的自主神经系统并没有处于正常的社会参与状态，而是处于应激状态或背侧迷走神经退缩的状态。这时，我们可以采取适当的措施，恢复腹侧迷走神经功能，然后再进一步使用其他有针对性的治疗技术。

头部前倾引发的健康问题

驼背（头部前倾）也可能导致严重的健康问题。这同样与斜方肌和胸锁乳突肌的功能失调有关（如图3所示）。驼背一般是因为体态不良造成。

随着年龄的增长，我们中的很多人都会失去小时候的良好姿势；我们可能出现呼吸困难或头晕目眩等问题。这些问题一般不被认为是医学层面的问题，医生们往往认为这是衰老的自然现象，没有办法解决，也没有任何药物或手术可以帮助纠正这些问题。

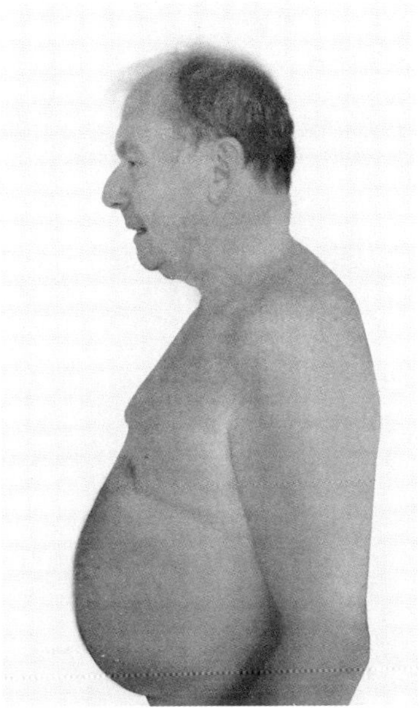

图3　驼背（头部前倾）

当我们存在头部前倾的问题时，颈部也有内凹的趋势，导致头部前倾。上胸部向内塌陷，导致心脏和肺部空间受到挤压。头部前倾的姿势也妨碍了吸气时帮助抬起第一根肋骨的肌肉动作，进而导致呼吸困难。

随着时间的流逝，我们头部前倾的问题会越来越严重，导致呼吸能力也会逐渐丧失。因此，头部前倾问题也经常出现在有呼吸问题的人身上，如哮喘和慢性阻塞性肺疾病的患者身上等。因此，他们经常会感到全身疲劳和无精打采，这并不奇怪。《美国老年医学会杂志》上发表的研究报告说，存在这些症状的人，通常预期寿命也较短，他们的寿命甚至比每天抽一包烟的人更短——并且头部前倾问题的老年病患者的死亡率明显较高。

那么，这些神经功能的受限，会不会也是导致老年痴呆症、痴呆症和衰老症的诱因?

除了降低呼吸能力外，胸腔内空间的丧失也会对心脏造成压力，使心脏的血管拥挤。此外，头部前倾还会压迫颈部和上胸椎之间的空间，对颈部和上胸椎的脊椎神经造成压力。

而且头部前倾的姿势，也会压迫负责将血液输送到头部的椎体动脉，导致脸部、脑部和脑干的血液供应减少。而脑干是确保社会参与状态的第五、七、九、十和十一颅神经的发源地。当出现这种情况时，正如我们预测的那样，患者会出现脸色苍白，缺乏自发的面部表情，不善于社交等问题。如果这五条颅神经不能得到充分的血液循环，就会使它们不能正常工作，并导致患者很可能处于长期的紧张或背侧迷走神经活跃的状态。

许多轻微疼痛、重度疼痛和僵硬的症状，都是由于姿势不当导致的。根据梅奥诊所的一份通信报告称，“头部前倾的姿势，会导致长期的肌肉劳损、椎间盘突出、关节炎和神经压迫等问题”。

神经外科医生、诺贝尔奖获得者阿尔夫·布莱格博士说：“颈椎曲线不正常，会使脊髓拉长5-7厘米，并引起各种各样的疾病。”头部前倾导致的颈部僵硬，也会使整个脊柱僵硬。根据诺贝尔奖得主罗杰·斯佩里博士的说法，“对大脑的刺激和营养，百分之九十是通过脊柱传递和运输”。

颈椎病患者通常会存在呼吸困难、轻度背痛、脊柱发软或僵硬等症状。在情绪上，他们可能会存在冷漠或对万事漠不关心的状态——这也是背侧迷走神经功能衰弱的一个症状。

从侧面看，在正常的姿势下，我们的耳朵应该是在肩部中线的正上方。但是，随着年龄的增长，我们很多人都会表现出头部前倾的姿势。从图3示意图中，你可以看到该男子的耳朵已经前移到肩部中线的前面。在这种情况下，我们一般都是弯着腰，佝着胸，头部不再保持垂直于颈部的状态，这将导致颈部肌肉变得很不平衡。颈部肌肉要不断地保持紧张，才能使头部不至于再往前倾斜。

“头向前倾的姿势……每前倾一英寸……就会使头部在脊柱上的重量增加十磅。”这是卡潘德吉《骨关节功能解剖学》中陈述的事实。人类头部本身的重量约为12磅，而我们中的许多人的头部都是前倾两三英寸，这就意味着我们的颈部需要额外承受一半的头部重量。

图3所示的有头部前倾问题的男子，因为呼吸困难和全身疲劳等问题来诊所求助。他的头部前倾姿势并不是肌肉紧张的结果，而是由于斜方肌松弛造成的。如前所述，头部前倾通常是由于斜方肌和胸锁乳突肌的功能失调而导致的，斜方肌缺乏足够的肌张力，而胸锁乳突肌的部分肌肉长期处于紧张状态，就会造成头部前倾的状态。因此，改善这些肌肉的肌张力，可以使头部恢复到更好的状态。

一般来说，许多形式的按摩和运动对身体的肌肉放松和治疗，都能够取得很好的效果。但是，由于这两块肌肉是由神经支配的，所以我对它们采用了不同的治疗方法。首先，我会要求患者完成基础练习（详见第二部分），以放松这两块肌肉中任何一块感到紧张的肌肉。我经常看到，在患者完成这个练习之后，哪怕他们只是第一次尝试这个练习，也能够在完成之后明显看到头部前倾的状态得到改善。

为了进一步改善头部前倾的问题，并确保头部恢复到直立状态下的正常位置，我还利用了另外两个练习——“斜方肌扭动和转动练习”和“蝾螈练习”。

○ 疤痕组织是导致头部前倾问题的因素之一

手术后形成的疤痕组织，是为了让身体更加结实，以备将来在同一个地方出现类似的伤口。患者可能在理智上知道，这种额外的疤痕组织是没有存在必要的，因为在同一位置再度出现手术切口的概率非常低，但结缔组织却无从知晓这一事实。

虽然手术本身可能是必要的，甚至可以说是救命的，但随着切口的愈合，肌肉和筋膜层会收缩和增厚，这种筋膜网络的紧缩会蔓延到切口局部以外的地方，影响到全身。每一个外科手术都有这种不良的副作用，而这种副作用几乎从来没有得到解决。

即使皮肤表面上可能看不到多少疤痕组织，但在皮下的肌肉和结缔组织以及较深的筋膜层，仍然会有广泛的疤痕组织堆积。即使是在手术过程中，为了尽量减少组织损伤，进行了不留疤的操作，也会在肌理深层形成疤痕。

相邻层的肌肉和结缔组织之间，应该有少量黏稠的液体，使它们可以自由地相互滑动。然而，在手术过程中，这些液体有时会因为被暴露在空气中而变干，这样一来，各层之间就会开始相互粘连，无法再实现自由滑动。

另外，在手术切口或任何伤口愈合后，结缔组织细胞会产生额外的胶原纤维，这些胶原纤维可以将一层肌肉或筋膜与相邻的一层肌肉或筋膜结合在一起。当两层肌层长在一起后，它们不能够再像未受伤时那样互相滑动。为了尽可能避免产生此类副作用，许多外科医生会花费额外的时间和细心，确保每一层的组织在缝合时，仅与本层组织缝合在一起，而不涉及其他层的组织。

遗憾的是，有些外科医生不了解这一点的重要性，为了节省时间和金钱，可能会胡乱地将多层的肌肉和组织缝合在一起。其结果是导致伤口部位的肌肉和结缔组织的弹性大大降低。疤痕组织感觉更厚、更坚韧，而且不只是在皮肤表面形成，而是在身体更深的地方也存在。如果是剖宫产，疤痕组织会从皮肤表面一直延伸到子宫。如果伤口位于胸部或腹部，疤痕组织将会限制呼吸的空间。

手术后的疤痕，会把所有的肌肉和组织都拉成一个结，各个层次的肌肉和组织因为润滑液体的干瘪而粘连在一起，导致活动受限。由于身体前部的结缔组织收紧，会使身体前部缩短，使头部更加前倾和下垂。因此，我建议做过胸腹手术的人，一定要找擅长释放疤痕组织张力的按摩师进行治疗。

治疗疤痕组织的原理是，解除对每一层的肌肉和结缔组织的限制，然后将各层的肌肉和结缔组织释放出来，使一层又可以在相邻的一层上自由滑动。我经常感到惊讶的是，在释放疤痕组织后，患者的头部和颈部的活动范围、脊柱的弯曲度和姿势都有了很大的改善。

○ 头部前倾导致枕骨下肌紧张

胸锁乳突肌和斜方肌提供了足够的肌肉支撑，让头部可以大体上旋转运动，但这些运动的精细控制，则由位于枕部和颈部前两块椎骨之间狭小的枕下肌负责。这些肌肉中的三块肌肉，共同构成了一个被称为“枕下三角肌”的区域（见附录中的“枕下肌与椎体”示意图）。

当枕骨下肌肉紧张时，它们会对枕下神经（见附录中的“枕下神经”示意图）和附近的椎动脉造成压力，而椎动脉嵌在枕骨下三角的结缔组织中。这不仅减少了流向脑干的血液供应，同时也减少了流向确保人体社会参与状态的五条颅神经的血液供应。

在头部前倾的情况下，为了使下巴不至于前倾到胸口，枕骨下三角肌会收紧。如果这些肌肉一直处于持续收缩的状态（长达数月或数年），肌肉就会越缩越多，从而进一步加剧头部前倾的姿势，导致脑干血流量的进一步减少。

所以，大部分的头部前倾患者抱怨疼痛的地方是在颈后部，也就是颅底部正下方的枕下肌的位置，这也就不足为奇了。枕下神经受到的压力，往往表现为颈后部的疼痛。有意思的是，有些头痛的病人抱怨说，他们觉得自己的头部好像没有得到足够的能量（血液循环）。

我观察到，哮喘病人的腹侧迷走神经功能较差。另外，他们几乎都存在头部前倾的问题。他们的上胸椎僵硬，吸气时胸腔的侧向扩张性减弱。因此，改善头部前倾的状态，就可以改善他们的呼吸。

基础练习通常也能够释放枕骨下肌肉的张力。寰椎（C1）能够旋转回位，使得椎动脉承受的压力降低，脑干的血流量增加，从而提高了我们的社交能力。

如何缓解偏头痛

与慢性阻塞性肺病不同，偏头痛虽然不会让我们的寿命减少几年，但肯定会降低我们的生活质量。市面上有很多治疗偏头痛的药，但这些药并不是对每个人都有效。有些药的价格也很贵，并且大部分的药都有可能出现副作用。因为担心副作用，很多人宁可忍受疼痛，也不愿吃药治疗偏头痛。

在美国每年有4500万人受头痛困扰，其中有2800万人患有偏头痛。除了影响生活质量外，因为导致工作时间的损失，偏头痛也成为代价最昂贵的健康问题。2005年，仅在美国，这一问题导致的损失估计每年就达170亿美元。

“偏头”这个词在希腊语中是“头的一侧”的意思。如果疼痛不是发生在头部的一侧，我不会将其视为偏头痛。偏头痛通常被称为紧张性头痛，疼痛程度从中度到重度不等，但通常都是剧烈的疼痛，有时会有刺痛感，一般持续两小时到三天。它们经常伴随自主神经功能紊乱的症状出现。偏头痛来得突然，去得也很突然，这就使其与其他头痛不同。有时被患者描述为“闷痛”“头的两侧痛感”“像戴了紧箍咒一般的扎痛感”，或缓慢地出现，强度增加，并逐渐缓解，直至结束。

偏头痛可能伴有其他症状，如视力模糊、恶心、呕吐、疲劳，对光、声音、气味和触摸过度敏感等。其他伴随的症状还可能包括视觉扭曲（看到光环）和头晕。女性可能会在月经周期的某个特定时间点出现偏头痛。

医生通常会根据这些伴随的症状，将偏头痛分为不同的类型，而患者通常会想把这些症状的详细情况告诉我，包括头痛是多久前开始的，持续多久。虽然这些信息对我的患者来说很重要，但这并不能帮助我这个治疗师进行治疗。因为我知道，如果我能治好他们的偏头痛，伴随的症状也会消失。为了有效地治疗偏头痛，我只需要知道疼痛出现在头部的哪一侧，以及颈部的两块主要肌肉的哪个部位就足够了。

为了确保患者也理解这一点，我会给他们看四张枕下三角肌和胸锁乳突肌触发点的图片（这些图是基于崔薇儿医学博士和赛门斯医学博士的研究成果而描绘的，他们的研究成果将在下文详述）。图纸中的红色区域说明了可能因这些肌肉的紧张而导致的疼痛模式。我会要求偏头痛患者挑选出最适合描述其头部疼痛区域的示意图，并准确地告诉我，产生疼痛的具体位置。

所有患者都能够毫不犹豫地确定这四张图中，哪张图最能说明自己的疼痛区域。有了这些信息，我就能准确地知道是哪块肌肉的紧张导致了疼痛。我对疼痛的模式感兴趣，是因为它能够告诉我应该通过按摩准确地干预到哪里，才能带来持久的缓解。在附录中的“头痛模式”示意图中，你可以找到引起这些头痛的不同的肌肉紧张模式，不同的疼痛模式，以及针对每种模式的疼痛，应该在哪里进行专门的按摩等信息。我对这种治疗偏头痛的替代方法的发现，并不是某个瞬间伟大的顿悟，而是在多年临床治疗中积累得到的见解。在我运用罗尔夫疗法和其他形式的身体导向疗法治疗的过程中，大多数患者前来求助，是他们身体的某个部位存在疼痛。

从崔薇儿博士撰写的书中，我了解到利用触发点，可以成功地使肌肉放松和缓解疼痛。崔薇儿博士与大卫·赛门斯博士以及罗伊斯·赛门斯博士合著了分为上下两卷的《肌筋膜疼痛与功能障碍：激痛点手册》。她曾在白宫担任医生，并先后为约翰·肯尼迪和林登·约翰逊总统提供服务。

肯尼迪总统因在第二次世界大战期间在海军服役时受的伤，导致了严重的背痛。他在1957年9月进行了第五次手术（也是最后一次手术），但并没有取得显著的疗效，这让他对治疗背部疼痛的手术方案感到厌烦。后来，一个保守的治疗方案，包括在激痛点注射稀释的盐水，使他的疼痛得到了适度缓解。严重的背痛，导致他只能每天戴着护背支架出行，每天洗几次热水澡缓解疼痛，除了在需要出现在公众面前的场合，都需要拄着拐杖行走。然而，珍妮特·崔薇儿医生却能缓解他严重的慢性背痛。

崔薇儿博士的研究表明，局部肌肉的紧张，会产生特定的疼痛模式。大多数没有经验的按摩治疗师，只会简单地按摩感到疼痛的地方，但肌肉紧张，往往也会在身体其他部位产生疼痛和其他症状。而没有位于痛源处的疼痛，被称为“牵涉性疼痛”。崔薇儿博士发现，治疗肌肉中的特定穴位，不仅可以缓解这些穴位附近的疼痛，而且可以减轻牵涉性疼痛，她把这些穴位称为“激痛点”。

所有的肌肉都有激痛点。治疗师通过触摸会观察到，与肌肉表面的其他部位相比，激痛点的感觉要比其他部位硬一些；在被按压时，患者也会觉得这些穴位的痛感较其他部位明显。按摩这些激痛点既可以缓解局部的疼痛，也可以缓解离紧张肌肉较远的部位发生的牵涉性疼痛。通过按摩颈部的斜方肌和胸锁乳突肌的紧张部位以及按摩适当的激痛点，同样也可以缓解偏头痛的症状。

我在诊所里挂了两张示意图，以简单易懂的形式将许多主要肌肉的激痛点都展示出来。每张图上都显示了肌肉的疼痛模式、所涉及的肌肉，以及应该在哪里按摩该肌肉以缓解疼痛。当人们来找我治疗疼痛时，我会让他们看着示意图，指出与他们身体疼痛的形态相匹配的图画，然后我就知道是哪块肌肉存在紧张的问题，应该按摩哪些激痛点，以达到缓解疼痛的目的。

当我通过按压相关肌肉的激痛点，治好困扰了患者20多年的偏头痛时，他们常常惊讶于我能如此迅速地找到治疗方法，也惊讶于我能如此有效地治疗其他治疗师感到束手无策的疼痛。我会将标注了肌肉激痛点的图纸复印给患者。让他们可以在疼痛复发时自行治疗，或提供给其他治疗师作为参考。大约有三分之一的偏头痛患者可以预感到疼痛的发作，因此可以提前躺下休息、吃止痛药控制，或按照本节后面介绍的方法，自行按摩舒缓疼痛。

让我能够成功治疗偏头痛的另一个重要发现，源自我在生物力学颅骶神经疗法方面的丰富经验。临床经验让我意识到，十二条颅神经在脑干和身体各部位之间交换信息，主要集中在头部和颈部区域。其中一条神经，即第十一颅神经，或附属神经，负责调节颈部的胸锁乳突肌和斜方肌的张力，其功能失调将引发几种类型的疼痛，其中就包括了偏头痛。

生物力学颅骶神经疗法提供了特定的技术，可以疏散第十一颅神经的阻滞点。我在治疗偏头痛时，会首先改善第十一颅神经的功能，然后轻压激痛点穴位，释放肌肉的紧张感，从而达到治疗偏头痛的最佳效果。这样的操作，不仅可以更迅速缓解偏头痛，其效果也将更持久。很多患者在接受第一次治疗后，都会惊讶地立即感觉到明显的缓解。

如果第十一颅神经的功能不正常，迷走神经的腹侧分支和第九颅神经通常也会出现功能障碍。治疗了这三条神经中的任何一条，就可以立即改善另外两条神经的功能。因此，在实际的临床治疗中，我们无须逐一治疗这三条颅神经，而且基础练习通常可以使这三条神经都恢复正常功能。

一些研究偏头痛治疗方案的人认为，“偏头痛的成因是未知的”，而这种未知性将导致难以治疗偏头痛。其他的研究则表明，偏头痛可能与一系列的心理问题有关，包括迷走神经背侧分支的活跃、焦虑和躁郁症等。在第六章中，我们将探讨一些心理问题的成因，并强调其心理方面的特征及其与迷走神经腹侧分支活跃之间的关系。

偏头痛是否与肌肉骨骼的功能障碍有关？虽然一些理疗师和身体治疗师都已经意识到二者之间的关系，但肌肉功能正常与否作为影响偏头痛的因素，一般不被医生和医学研究人员所认可。《肌筋膜疼痛与功能障碍：激痛点手册》表明，头部一侧的疼痛往往是由斜方肌和胸锁乳突肌的紧张引起的。我也将这些疼痛的模式展示给患有偏头痛的患者，他们可以基于这些模式，轻松地确定自己属于哪种类型的偏头痛。

多年来，我发现，改善第十颅神经（迷走神经）和第十一颅神经（脊柱附属神经）的功能，然后通过使用适当的激痛点触发来释放这些肌肉的张力，通常可以在几分钟内有效地缓解偏头痛。我甚至用这些方法成功治愈了那些从记事起就饱受偏头痛折磨的患者。

我很喜欢教前来就诊的患者，如何在出现其他类型的偏头痛的情况下，自行操作缓解疼痛的方法。通过完成基础练习，他们可以首先恢复自身第十颅神经（迷走神经）和第十一颅神经（脊柱附属神经）的功能，然后通过轻按适当的激痛点来释放肌肉的紧张。这种治疗方法，不需要任何药物，没有副作用，且完全免费。

基于我治疗偏头痛的成功经验，我相信大多数的偏头痛患者都可以通过基础练习，以及本书第二部分中描述的偏头痛的自助按摩技术，来治愈自身的偏头痛，而不用服止痛药或接受其他传统的治疗方法。

我也曾接诊过常年忍受偏头痛折磨，并尝试过无数其他类型的治疗方法的患者，他们曾使用非处方药和/或处方止痛药、抗抑郁药、β受体阻滞剂或治疗癫痫的药物来治疗偏头痛。这些药物最常见的副作用之一是肝脏损伤，在最严重的情况下，最终会导致脑部周围液体积聚。

这些患者刚来诊所时，表示他们吃了太多药物，不求治愈，只求能够削减用药的剂量。我还记得有一位患者是42岁的木匠，他每天要吃15片到20片非处方止痛药。因为药瓶上的说明书写着建议的剂量不应该超过每天8片，他很担心服药过量产生的副作用。这个患者早上一醒来就开始吞止痛药，不管当时偏头痛有没有发作，他表示服用药物是为了预防偏头痛的发作，以免发作之后无法控制疼痛。不过，他也抱怨说，有时候吃药也没有用，偏头痛还是会将他折磨得死去活来。

我先是给他演示了基础练习（详见本书第二部分），并要求他通过练习这个安全、易学、易行、易做的基础练习自行治疗偏头痛。然后，我给他看了四张肌肉激痛点的示意图，让他知道了大多数偏头痛中存在的疼痛模式。当他找出符合其偏头痛模式的图时，我就知道哪些肌肉需要放松，可以通过触发哪些颈部的激痛点来放松紧张的神经。

他的第一个疗程就大大减少了他的头疼的次数，也减少了少数的头疼的强度。在我治疗后，如果疼痛再次出现，我告诉病人，他们可以按照上面的方法进行简单的自我治疗。

○ 案例研究：偏头痛的治疗

有位女士已经被偏头痛折磨了数十年，她来到诊所寻求我的帮助。在前来就诊时，她正忍受着偏头痛发作的痛苦。

她每个月会遭受一次偏头痛的严重发作，每次持续三天到四天。她尝试过服用止痛药，但没有取得任何效果。而且她平时也十分注意避免饮用浓烈的红酒、接触浓烈的气味、避开明亮的阳光等容易诱发偏头痛的东西，但偏头痛依然反复发作。当她预感偏头痛即将发作时，如果能够躺下休息，一般情况下，发作的程度不算太严重。

她是一名记者，给杂志社写过关于美容的文章。因为可以在家办公，在偏头痛发作时，她可以将工作适当延后到截止日期前。如果头疼厉害的话，她还可以请一两天的假，等她觉得好了再去工作。然而，偏头痛的确让她无法参加许多社交活动，也无法享受周末的休息时间。

她大约在一年前来诊所寻求帮助，彼时她刚刚换了一份新工作，成为一名电视记者，这意味着她不太有可能灵活安排工作的时间了。无论偏头痛是否发作，她都要按时上班，不管是不是头痛欲裂，她都要按计划出现在拍摄现场，因此她觉得有必要寻求更有效的治疗。

首先，我测试了她的腹侧迷走神经（测试方法详见第四章），并注意到它的功能不尽如人意。然后，我指导她做基本练习。她自己完成了所有的练习，在整个过程中，我甚至不需要碰她。我又给她做了一次测试，并看到她的迷走神经功能已经恢复了正常。

其次，我给她看了四张偏头痛的疼痛模式示意图，她选出了与自己疼痛模式相符的那张图。然后，我教她如何用自己的双手，按照示意图上标注的激痛点，通过触发相应的点来自行治疗偏头痛。

我当然可以自己上手给她按摩治疗，但我希望她能够自己尝试和掌握这些手法。因为如果将来她的偏头痛再次发作，她完全就可以凭借自己掌握的肌肉记忆，来通过按摩触发点缓解疼痛，无须寻求他人的帮助。虽然患者们因为获得了良好的治疗效果而成为回头客让我深感荣幸，但我更希望他们无须依赖我或任何其他的治疗师，可以自主完成治疗的过程，并缓解自身的疼痛。

我请她探索脖子上与示意图中激痛点对应的区域。用她自己的手指去探索那些肌肉较硬或感觉疼痛的区域。如果标注为激痛点的地方没有感觉到僵硬或疼痛，她就可以直接忽略掉。然后，请她轻柔地按摩这些感到僵硬或疼痛的部位，直到感觉到它们放松或软化，或疼痛减轻为止。虽然我指导她怎么做，手应该放在哪里，但具体的治疗过程，完全由她自己操作。在疗程结束时，她的偏头痛已经完全消失了。

后来，她连续四个半月没有再发作过偏头痛。然后，在她预感偏头痛可能发作的时候，她又做了一遍基础练习，并按摩了前述激痛点。发作的症状很快就消失了，并没有暴发成严重的偏头痛。

第六章
生理影响心理的健康问题

在几十年前，医生们开始将一些健康问题诊断为“心理疾病”（指的是由心理问题导致的身体健康症状）。然而，很少有精神病学家和心理学家研究过反向的关系：有没有可能因为身体机能的问题而导致的心理问题，也就是所谓的躯体心理问题？

“心理学”一词源自古希腊语，意思是“心智的研究”。今天，将某种健康问题诊断为“心理层面的”，意思是需要心理学家或精神科医生，首先从患者的思想或情绪中寻找解决问题的方法，最常见的是通过语言层面的沟通进行治疗。

在这个传统的、历史悠久的定义中，没有提到身体的因素。当弗洛伊德开始通过精神分析帮助患者解决心理问题时，他的治疗方法是百分之百的语言沟通。他要求患者不间断地讲话，自己沉默地聆听。他们之间没有对话，他甚至也不会与患者进行眼神交流，有时候甚至不会面对面地与患者同处一室。这种类型的精神分析治疗要持续数年的时间，患者每周可能需要接受数次的治疗。

医生需要先取得医学博士，然后才可以接受心理医生的培训，并成为一名心理医生。在执业之前，他们还需要完成自我精神分析的过程，这可能也需要花费数年的时间。因此导致训练有素的精神科医生非常稀缺，且大多数患者无法负担昂贵的治疗费用。

心理学家们创造了一个新的框架，它有别于传统的精神分析的治疗框架。临床心理学家在大学里接受过短短几年的教育。为了帮助病人改善情绪状态、改变行为，他们依靠各种人类心理学模型，用各种言语方式与病人进行对话。他们通常只寻求解决某个具体心理问题的方法。虽然费用没有需要持续多年的精神分析治疗法那么昂贵，但心理治疗的费用仍然很高，也需要训练有素的专业人员在一对一的情况下花费时间。

有些心理治疗师会提供团体治疗，这能够降低治疗的成本，因为同时参加治疗的患者可以分担费用。但整个治疗过程将变得难以控制，因为每个参与治疗的人，无论是否接受过训练，都会提出自己的意见和看法。

现在，大多数患者选择放弃这种心理治疗的模式，主要依靠处方药来改变自身的行为和情绪状态。大多数人在经过最初的专业咨询后，选择药物和剂量，并在接下来很长一段时间内，按照最初的处方服药，不再定期去咨询健康专家的意见。尽管处方药价格昂贵，但与心理医生或精神科医生持续多年的、一对一的治疗过程相比，还是很划算的。然而，由于越来越多的人在服用这些药物，这种治疗方式对个人、保险公司和国民经济来说，都是一笔不断增长的开支。

由于精神病学和心理学从一开始就只强调心智方面的问题，加上目前处方药的供应和广泛使用，我们可能错过了一些其他可以帮助解决这些心理层面的健康问题的方法。或许有一些有效的治疗方法，就在我们的指尖上，且没有任何成本和副作用。

在本章中，我们将把目光投向身体，从身体的治疗方法层面，寻求心理和精神健康问题的替代性和互补性的解决方案。我们将研究调节自身的神经系统和情绪状态及行为的可能性。我们将探讨如何通过自助练习和动手操作的技术，来实现积极、明显、安全有效的健康改善。

基于我个人长达12年的临床经验，我相信，只要对多重迷走神经理论有了一定的理解，我们中的很多人都可以通过直接治疗自己的自主神经系统来帮助改善自身的健康。我们也许同样能够解决以往被认为难以解决的心理和精神问题。

○ 情绪状态和自主神经系统的关系

我们是开放、友好、善于沟通和合作吗？还是封闭、压抑，或是冷漠？抑或是愤怒、攻击性的、焦虑、恐惧或孤僻？当我们处于这些不同的情绪状态时，我们将如何对他人做出反应？

其他人对我们的反应方式，同样也要基于他们所处的情绪状态和我们所处的情绪状态。我们的情绪，将在我们自己和他人的自主神经系统的状态之间的相互作用中发挥出来。

作为哺乳动物的人类是社会性动物，这就意味着我们需要依赖他人而存活。我们每个人都可能不时面临挑战和不确定性，为了提高自身的生存机会和成就感，我们需要依赖与他人的互动——包括我们的家人、朋友、邻居、工作伙伴和社交网络。我们在特定情况下或对特定的人的感受，是促成我们行为的一个因素。有人需要我们的帮助吗？我们喜欢和她分享时间吗？她平时是否支持我们？我们愿意支持她吗？我们的合作关系好吗？我们有安全感吗？我们是否有合作、分享和友谊的机会？

如果我们是单身，正在与人约会，是否有机会将对方作为潜在的终生伴侣，进行亲密接触和长期交往？如果我们已经结婚或正在交往中，那么当我们双方都处在正常的社会参与状态时，是否有足够的时间在一起？我们分享的好时光越多，当彼此面临困境时，我们就能够从对方身上汲取更多的能量和支持。

负责确保正常社会参与状态的五大颅神经的正常功能，对确保我们能够与他人沟通和建立联系至关重要。这五条神经能促进我们的听觉，调节我们说话的声音，帮助我们理解别人在说什么。我们能否平静地直视对方，还是把对方拒之于视野之外？如果我们感觉到快乐和安全，一般情况下，我们就能进行正常的双向对话，能听见对方在说什么，并能够看着对方，交换有意义的视觉线索。

我认为自主神经系统和情绪状态是同一枚硬币的两面，有着不可分割的密切关系。如果我们想改善自己的情绪状态，以帮助自己或他人，我们可以通过改善自主神经系统的状态的身体层面的操作，使我们从背侧迷走神经活跃状态或压力状态中走出来，进入社会参与的状态。

○ 能够自我调节的自主神经系统

与处于平衡状态的人进行社会交往，或许也是实现自我调节的最自然、最有效方式。如果我们遇到了问题，有时候只需要跟朋友简单地谈一谈就解决了。我们可能会坐下来一起吃顿饭，或一起喝杯咖啡或啤酒。可能会一起唱歌、跳舞，或一起散步，所有这些简单的社会交往行为，都能够治愈自身的问题。

而完成自主神经系统自我调节的另一种方法，则是完成本书第二部分提供的基础练习。事实上，在世界各地的文化和传统中，已经存在其他被沿用了数个世纪的自主神经系统调节的方法，例如冥想、太极拳、瑜伽呼吸等。在冥想时，我们会静静地坐着，抑制所有对抗或奔跑的冲动。但同时也学会保持清醒，避免退缩或离群的倾向。在打太极拳时，我们会缓慢地移动，模拟全身心放松状态下的动作。这种缓慢的移动过程，让我们能够更容易感知自己的身体，更容易了解其内在的状态。

如果我们能够保持腹侧迷走神经活跃的状态，或能够在压力或情绪低落后迅速恢复到这种状态，我们将能够保持最佳的幸福感和健康。我们将能够为实现人类的潜能开辟道路，享受与他人的相处，过上自己理想中的生活。

○ 常见心理问题的全新解读

我既不是心理学家，也不是精神病学家，但是，在长达45年的身体治疗师生涯中，我遇到过很多被心理学家或精神病学家诊断为存在心理问题的患者。我也接受过很多这些方面的课程培训。但更多的知识和见解，来自临床接触到的病患们分享的个人案例和故事。

在这一章中，我将介绍其中的一些故事。这些故事和我的评论纯属个人的见解，是基于我多年来的实践经验，结合我个人对多重迷走神经理论及其影响的有限理解来提出的。我希望这些浅薄的理解，能够启发——或者说激起诸位对这些常见心理问题的重新审视，无论你是一个受过专业培训的健康护理人员、享受健康护理专业人员提供的服务的消费者，还是只是一个试图更好地了解自己的问题以帮助自己和/或亲人的普通人。

我认为，心理、身体和情绪之间的问题，存在着千丝万缕的相互关系。像创伤后应激综合征、焦虑、恐惧症和自闭症谱系障碍等不同的心理或精神问题，都包含着身体层面问题的因素，几乎所有所谓的心理问题，都与自主神经系统缺乏灵活性和复原力有关。

我发现，从身体问题的角度，来思考通常被诊断为“心理问题”的症状，既有趣又有效。如果我们能够在制定精神和心理治疗方案的最初，就将自主神经系统障碍在身体方面的症状纳入考虑范围，那么治愈心理或精神疾病的可能性就会变大。

如果所谓的身心合一状态的确存在，那么我们或许可以通过身体治疗的技术，来帮助改善存在心理问题的患者，尤其是如果这些身体治疗技术能够帮助他们从长期的压力或背侧迷走神经活跃的状态中解脱出来，并确保他们的自主神经系统更加灵活的话，治愈的希望就会更大。

焦虑和惊恐发作

自19世纪末精神病学的研究开始以来，焦虑症就一直是人们关注的焦点。

但偶尔的焦虑，是一种正常的现象。我们都可能在工作遭遇难题、考前或需要做出重大决策时感到焦虑。但焦虑症指的并不是暂时的担心或恐惧。对一部分人来说，这种暂时的焦虑会变得过度，并长期持续。虽然他们自身可能已经发现了这个问题，但难以控制自己的情绪，并导致焦虑对日常生活产生严重的负面影响。

对焦虑症患者来说，焦虑的感觉不仅不会消失，还会随着时间的推移逐步加重。这种焦虑和恐慌的感觉，会干扰到正常的生活，比如工作时的表现、学业和人际关系等。现代调查发现，美国一年内会有18%的人受到某种形式的焦虑症的影响。在一生中，30%的人将经历某种形式的焦虑症。

而我们所说的“恐惧”是一种心理过程，涉及自主神经系统在面对威胁的情况下的激活。恐惧可以使身体不能动弹（通过背侧迷走神经的激活实现），也可以调动身体进入战斗或逃跑（得益于交感神经链的激活）状态。在恐惧状态下，身体上的症状包括心跳加速（心动过速）、呼吸加快、释放高水平的应激激素、脸红、说话困难，以及手掌、脚底和腋下出汗。

焦虑的生理表征与恐惧状态下类似。但焦虑不一定是对实际情况的反应。因一些事情触发了过去的记忆，或想象未来可能发生的事情，都可能令我们感到焦虑。在前面两种情况下，威胁并不是在此时此刻发生。即便如此，焦虑的情绪状态是真实存在的，并会引发身体在当下时刻表现出与面对恐惧时相同的生理反应。

在焦虑的时候，我们会发现自己无法将这些担忧的负面情绪从脑海中赶走。哪怕其他人告诉我们无须担忧，我们也无法放心，这些安抚的建议有时候反而会加重我们的焦虑。我们可能会回应说："你的意思是我杞人忧天了？"

惊恐发作是一种短暂的强烈恐惧和忧虑暴发的状态。惊恐发作通常出现得十分突然并在不到十分钟内达到高峰，尽管其导致的不舒服的副作用可以持续几个小时。有时，惊恐发作的具体原因并不明显，但在大多数情况下，我们可以确定它是由压力、恐惧甚至是过度运动等一般因素引发的。

惊恐发作的人都会表现出肉眼可见的恐惧迹象。他们的身体症状包括颤抖、发抖、意识模糊、头晕、眩晕、鼻塞和呼吸困难。他们的外表看起来很紧张，皮肤苍白，手掌、脚底和腋下的汗水增多，且汗液会挥发出一种特有的气味。

狗和其他哺乳动物对不同情绪状态下产生的体味，会立即做出反应。尽管可能没有意识到，但人们对另一个人身上散发的恐惧气味，也会有本能的反应。许多人试图通过使用香水、除臭剂或脚粉，来掩盖恐惧和焦虑的嗅觉迹象。然而，在与人见面的时候，手脚冰凉、手脚发软等代表了恐惧状态的迹象，很难掩饰。

有时候，通过基础练习或按摩的技术，就可以帮助我们有效地解决焦虑和恐慌症的问题，因为它们能够帮助我们从交感神经系统或背侧迷走神经系统激活的状态中走出来，进入正常社会参与的状态。

我们有时候会把触发惊恐发作的事件，比喻为“压垮骆驼的最后一根稻草”。但如果一个焦虑的人可以经常按照本书提供的指导，完成第二部分的基础练习，就可以最大限度地减少恐慌或焦虑发作的频率和强度。在某些情况下，甚至可以完全预防惊恐发作。经常做这个练习，实际上就是在不断地拿走骆驼背上的稻草，让它可以承受更多的重量而不垮掉。

此外，要注意的是，焦虑可能是处方药的副作用，也可能表明存在药物滥用问题，因为药品或毒品的使用会改变自主神经系统的状态。

○ 案例分享：如何成功治愈焦虑症和惊恐发作

我曾接诊过的一位女性患者，因饱受焦虑症和惊恐发作的困扰，无法如愿地怀孕生孩子。此外，她的小腹右侧也存在疼痛。

这种焦虑在15年前就开始了，当时她18岁，做了一场回肠瓣膜切除手术。回肠瓣膜的问题会让人很难受，经常会出现结肠炎、腹痛、腹股沟痛、腹胀、难闻的体味、放屁、腹部胀气，以及哮喘、“冷肺”等呼吸问题。

回肠瓣膜控制着食糜从小肠流入大肠。食糜是指胃和小肠消化过程中形成的黏稠的半流质食物和分泌物。正常情况下，回肠瓣膜大部分时间是关闭的，只会在需要让食糜通过的情况下，短暂地开放。当黏稠的半流质食物和分泌物到达大肠后，多余的水分被吸收到体内，剩余的纤维素和其他废物被包裹在一起，形成粪便，排出体外。

如果回肠瓣膜不能正常打开，就会出现问题。如果回肠瓣膜打开时间过长，使小肠内的食糜不受限制地进入大肠，或从大肠向后移入小肠，也会出现健康问题。

除了焦虑症状外，这位患者偶尔还会出现腹部右侧（回肠瓣膜的位置，或者说，在她的情况下，手术移除前回肠瓣膜所在的位置）短暂的剧烈疼痛。她的医生对她的身体疼痛相当重视，想确认手术是否取得了预期的效果。他们做了几次核磁共振检查和两次腹腔镜检查，但发现一切正常；因此找不到任何可以解释这个部位疼痛的原因。

当我问她当初为什么要做手术，她说是因为疼痛难忍。但手术完成多年后，她仍然在同一个部位感到疼痛。而且，尽管她经受着心理上的痛苦和折磨，因为手术后不久就出现了焦虑的症状，但医生对她的焦虑症状却没有表示出任何兴趣。而且，也没有医生对她的自主神经系统的功能进行过评估。

迷走神经背侧分支支配着大部分消化器官的运作，包括小肠、回肠瓣、大肠的上行和横向部分。它接受来自这些器官本身的感觉输入，并对其功能进行实时控制。

我在治疗过程中做的第一件事就是在她说“啊——啊——”的时候，观察她的喉咙后部，借此评估她的自主神经系统的状态。小舌仅在一侧发生抬升（说明迷走神经的咽部分支的功能存在障碍，详见第四章的介绍）。我还做了“斜方肌挤压试验”（具体操作详见第五章），以检查她两侧的斜方肌张力水平，检测显示左右两边存在明显的差别。

治疗的一个目标，就是帮助这位患者将自主神经系统恢复腹侧迷走神经的活跃状态。我指导她完成了基础练习。这个练习的一个好处是患者可以自主在不到两分钟的时间内完成。做完这个练习之后，她就已经感觉好多了，她表示自己焦虑的程度降低了。

此外，紧张的斜方肌也得到了放松。在我再次挤压其斜方肌时，发现两边的肌肉张力已经差不多了。为了确定是否的确取得了改善，我再次观察了她的咽喉后部运动的情况，并发现两侧的小舌可以对称性地抬高。

此外，我还采取了整骨疗法里的内脏按摩术，帮助她缓解回肠瓣膜的紧张，通常情况下，这种内脏按摩会立即消除疼痛。

为这位患者实施了回肠瓣膜切除手术的外科医生认为，切除手术非常成功。但在她前来我的诊所就诊之前，没有人考虑到这次手术或许对她而言，是一次创伤性的经历，导致她的自主神经系统处于背侧迷走神经活跃的状态。

实施了适当的治疗之后，这位患者终于能够从长期焦虑的虚弱状态，恢复到理想的社会参与状态。我对她强调说，这一切积极的改善，都是通过她自身的努力获得的，并告诉她，如果未来遭遇焦虑情绪，可以随时通过基础练习来自主改善。

然后，我请她回忆过去因焦虑而引发的诸多困难。仅仅是考虑这个问题，就已经让她陷入了另一种形式的惊恐和焦虑状态。她的脸上失去了笑容，下意识地屏住了呼吸，脸色也变得苍白。于是，我请她再重复做一次基础练习。她再次表示，完成练习之后她感觉好多了。她的表情看起来更轻松，气色变得更好，呼吸也变得更深了。她还自述感到了从焦虑到平静的变化过程。

于是我再次请她回忆焦虑症导致的诸多困扰，但这一次她能够保持冷静，并表示自己以后应该可以控制和处理焦虑的症状。我再次测试了她的自主神经系统，发现她仍处于腹侧迷走神经活跃的状态，并不再感到疼痛。

所有这些积极的改变都是在一个短短的疗程中实现的，患者认为这是一个奇迹，毕竟在接受我的治疗之前，焦虑和痛苦困扰和折磨了她长达15年的时间。对我来说，虽然我很高兴听到患者对治疗结果的肯定，但也很惋惜她的医生从未想过要检测她的自主神经系统，也不具备内脏按摩的知识，导致她白白承受了这么多年的痛苦。

一年半之后，我收到了这位女士的邮件。她表达了对我治疗的感谢，并表示自己已经不再遭受焦虑症的困扰。我建议她再来找我做一个疗程，以释放可能还残留在疤痕组织中的张力，因为长期改善的效果，不仅取决于迷走神经功能的改善，还需要确保局部疤痕组织中创伤的释放。

身体上的疼痛会让人产生焦虑情绪。外科手术，即便是患者自身理性的选择，依然是对身体完整性的一种侵犯，会像任何其他的外伤一样，留下疤痕，导致创伤和疼痛。

○ 焦虑状态的社会调节

与支持我们的家人、朋友、同事等人群，进行简单的日常社交，就能够帮助调节我们的心理状态。不要小看了聊天以及一些简单的社交，如吃饭、喝咖啡、和别人一起散步等社会交互行为的作用。因为良好的社交关系，能够帮助我们的自主神经系统进行自我调节。

就像清除花园的杂草那样，如果我们受到了伤害，我们应该消除或尽量减少与那些带来不好感觉的人接触，并最大限度地增加与支持我们的人在一起的时间，使我们的情绪得以恢复。

我们每个人都可能经历过创伤，并通过治疗恢复正常的社会参与状态。当我们再次遭遇全新的挑战，感到全新的威胁时，最初可能会需要治疗师的协助，才能够恢复社会参与的状态，但最理想的模式，是拥有自主恢复社会参与状态的方法。此外，每当我们经历困境并重新站起来时，类似的创伤模式对我们的牵制和影响力将会减弱，这使我们具备了复原和休息的能力，能够储备更多的正能量以迎接生活中下一次的挑战。

如果我们认为自己的社交网络不足以帮助我们自行恢复，那么可以转而寻求健康专家的帮助，如按摩治疗师、心理咨询师、教练、心理医生或精神科医生等，并获得有益的、积极的互动。我们可能会选择咨询宗教或心灵导师或领袖。我们也可以在祷告中找到慰藉，或通过阅读宗教和灵性的经文来帮助我们摆正心态。

○ 治疗儿童的焦虑症

在孩子感到焦虑时，父母或其他的成年人通常会说，“没什么好怕的”。许多情况下，这种来自爱你的父母或信任的亲密朋友的保证，能够让人感到安全。

然而，如果成年人能够首先表示，“我理解你担忧的事情”，就能够取得更好的安抚效果。这能够让孩子们相信自己的诉求被听到和理解了，并知道恐惧（或其他负面情绪）是一种正常的生活体验。

然后，成年人可以继续表示，“但这没什么好怕的。一切都会好起来的”。然后再给孩子一个小小的拥抱，让孩子得到积极正面的身体接触，让孩子感受到成年人自身的放松。

恐惧症

恐惧症是焦虑症状中最突出的一类，它会导致人丧失全部的能力。恐惧症的特点是，在特定诱发因素的作用下，产生极度恐惧的体现，从而引发焦虑或惊恐状态。从生理层面来看，恐惧是由自主神经系统的交感神经链的激活导致的。

世界上有5%到12%的人患有恐惧症。在遇到害怕的事物时，他们通常会预料其带来的可怕后果，并因此想要逃离，但却无法动弹。他们理性上可能知道自己对恐惧的反应不合常理，因为他们放大了潜在的危险，但却依然被这种恐惧的情绪打倒，无法动弹。

心理学家和治疗师，通常把治疗的重点放在患者所恐惧的事物上，如害怕高度（恐高症）、没有足够的空间（幽闭恐惧症）或蜘蛛（蜘蛛恐惧症）。他们的诊断主要集中在诱发因素上，而诱发因素可能与特定的生物事件存在直观或间接的联系。恐惧症可能是由过去的经历引起的——例如，在遇到有威胁的人或有生命危险的情况时产生恐惧症。此外，恐惧症也很容易来自一种虚拟的经历，在这种经历中，患恐惧症的人并没有实际经历过该事件——例如，它可能来自别人讲的故事，或者是电影中的场景。

维基百科提供了恐惧症列表——这个列表并不完整，并欢迎读者们随时添加和修改——但已经包含了23种以字母A开头的恐惧症。这个例子让我们意识到恐惧症的普遍存在，并让我们发现，几乎任何东西都可能引发某种类型的焦虑反应。

我们倾向于通过分类和命名，来帮助我们更好地理解未知或已知的事物。但因为恐惧症名称的不同，例如害怕洗刷的恐惧症与声学恐惧症（害怕噪声），而将其视为本质不同的事物，我们不如将注意力从恐惧症的具体诱发因素上移开，转而去了解导致所有恐惧症产生的自主神经系统的活动状态，或许这能够更好地帮助我们解决恐惧症的问题。

如果你能够通过本书第二部分提供的基础练习，来帮助患有恐惧症的人从极度恐惧的状态恢复到正常的社会参与状态，你或许有机会帮助他们彻底根除这个问题。其效果，可能类似于父母在帮助感到恐惧的孩子，通过拥抱和温柔的怀抱，使其放松并重新感到安全为止。

父母和孩子之间的身体接触是很自然的，而在专业的心理干预中，不应该出现治疗师和患者的身体接触。因此，治疗师需要找到另一种方法让患者重新感受到安全，引导他们使用本书提供的基础练习，可能是一个理想的解决方案。

反社会行为和家庭暴力

大多数人将正常的行为视为个体积极的社会价值的表现。然而，当个体脱离了正常的社会参与状态时，他人往往很难理解其行为。

有些人在实施攻击性行为时，根本不认为自己有什么不对的地方，他们会将原因归咎于对方或找其他借口为自己的行为开脱。换句话说，具有攻击性的人认为，自己的行为是一种自然反应。“他是自找的”就成为他们开脱的口头禅。他们甚至可能会认为自己的行为就是在帮助对方。“只有这样，才能够让她学会。”

有些看似正常的人却会实施暴力犯罪，或许令人难以理解。但通过观察他们的行为，我们可以得出的结论是，他们缺乏同理心。但这并不能告诉我们，他们的内心到底是怎么想的，是什么在驱使他们？是地盘、权力、利益、金钱、性、嫉妒，或许是疏离感？还是只是一种不愉快的感觉，然后像炸弹一样激化，最终爆炸成反社会行为？很多暴力犯罪往往都是无预谋的。

我在一次电台采访中听到丹麦的一位前科犯说，因为实施过很多不同的犯罪行为，包括几次抢劫银行，他成年后的大部分时间都在监狱里度过。出狱后，他参加了一个自愿性的康复计划，其中包括瑜伽、冥想和呼吸练习，并觉得这个计划让他控制了自己的情绪和行为。

当主持人问他是否对自己的行为对被害人的影响有任何悔恨时，他表示没有——至少在他犯罪的时候没有。“在战争中，”他说，“我们不会将敌人当成活生生的人。”直到他停止了犯罪活动，加入了改造计划，才开始考虑自身行为对其他人的影响。

实施了暴力犯罪的人，其动机可能是能够为他人理解的合理原因，但也可能毫无逻辑。不管动机如何，他们仍然不知不觉地进入了一种战斗或逃跑的心理和生理状态，这促使他们实施了反社会的暴力行为。

○ 犯下了战争罪的“好人”

一个年轻人应征入伍，为国效力，并接受了战斗训练。他还学会了《日内瓦公约》规定的战区军人应遵守的行为准则——不虐待、不杀害平民、不强奸、不偷盗。

几乎所有的士兵都遵守这些规则，但偶尔也会发生一些别的事情。在一次例行巡逻时，这个年轻士兵最好的朋友被敌人的狙击手杀死了。接着，他的几个战友又因路边的炸弹伏击而死伤了。突然，这名士兵就崩溃和失控了。他到处乱冲乱杀，抓捕了几个无辜的平民，把他们捆绑起来，当着家人的面强奸了其中一个女人，然后将所有人全部屠杀。他被军队审判，被认定有罪，并被判处长期监禁。

这名士兵的父母和朋友们都被震惊了。他们无法相信，他竟然会做出这样的事情。“他是个好孩子，他来自一个好家庭。”“他不可能是这样的人。”“在他的成长过程中，他一直都是一个积极向上、乐于助人、和蔼可亲的人。”“间歇性狂暴症”这一术语描述的，是对他人或财产的偶发性攻击行为。有人可能会说，间歇性狂暴症往往由紧张或兴奋感触发。但从自主神经系统的角度来看，间歇性的狂暴症行为，是一种恐惧驱动极端行为的例子。和焦虑一样，它导致了个体无法控制的战斗或逃跑行为。

我们经常会在晚间新闻中发现间歇性狂暴症的案例——例如暴徒冲进小学杀害了儿童和教师、暴徒炸毁了教堂或自杀式爆炸等。看到这些报道，大多数人都会百思不得其解，不知道为什么有人能够对他人做出如此残忍的事情。

这个人的行为似乎并不正当，因为这些暴力事件的发生，似乎不存在任何来自他人或社会的挑衅。如果询问实施了此类犯罪行为的人，为什么会做出这样的行为，他们可能无法回答，或者说，即使他们回答了，别人也无法理解其动机。他们可能会说，这些行为能够给他们带来一种即刻的解脱感。然而，解脱感通常是短暂的，当紧张的程度再次上升时，他们会再度实施暴力犯罪的行为。

○ 案例研究：永不停止的家庭暴力

家庭暴力与在战场上面对敌人，或在街头随意施暴是完全不同的。有些人可能因为两性关系的变坏，就沦为家庭暴力的受害者。

但这一次让我们将注意的焦点，从施暴者转向受害者。一对男女互相吸引，交往很长一段时间之后，他们终于搬到一起，组建了家庭。她觉得和他在一起很安全，甚至可能觉得他就是自己的保护者。然后有一天，他突然大发脾气，并打了她。她很惊讶，也很震惊，并开始哭了起来。

当事情平息下来后，他给了她一个拥抱，说对不起。她要求他保证以后不会再这样做，他答应了。没过多久，他们就把这件事抛到脑后。起初她很警惕，但他似乎已经平静了下来。他们的生活还像以前一样，或差不多恢复了原样。

突然有一天，他又再次暴怒，又打了她。她不仅感到身体上的痛苦，还感受到了威胁。当他的怒气消退后，他再次表示他后悔了。他们又一次接吻，又一次和好，但随着这个循环的重复，在某一时刻，她从充满了安全感转为生活在不断的恐惧中。他的身体比较强壮，所以她无法在肉搏中取胜。她有时会幻想着在他睡觉的时候，用油锅砸他泄愤。

她考虑过要带着孩子们离家出走。但她要去哪里？她会住在哪里？她要怎么养活自己和孩子？别人会怎么说呢？她觉得自己被困住了，看不到任何其他可行的选择。她迫于现实的压力，留在了这个不安全的家里。但是，在他们的关系开始时她获得的那种喜悦感，已经消失了。他注意到她在感情上对他冷淡了，这让他更加不安。“你这是怎么了？”

再度经历数次家暴之后，她失去了任何反抗和逃跑的意志。她选择了无尽的忍耐，在被家暴的时候，她假装自己脱离了自己的身体，仿佛根本不在乎发生在自己身上的击打和疼痛。她甚至学会了在被家暴的时候，以一个旁观者的眼光，静静地看着被打的自己。她只是麻木地希望这一切很快就会结束。但最终，她甚至连这个希望都停止了。

这个女人从爱（社会参与状态）到用恐惧驱动的行动状态（反击和/或逃跑），再到恐惧导致的无法动弹状态，走过了一段漫长的、毫无希望的旅程。她已经屈服于一种可以用“定格”来形容的状态，并同时伴随着冷漠、疏离和无望的情绪。也许在他打她的时候，她的屈服和顺从帮助她活了下来；如果她反击，或者如果她逃跑，而他不放弃追她继续打的行为，她可能会受到更大的伤害。

她觉得自己的经历无法启齿，因此没有告诉任何人，而是选择了独自承受痛苦。因为别人的反应，往往听起来更像是对她的谴责，例如“如果你这么害怕，为什么不逃跑呢？”“在被打的时候为什么不给我打电话呢，我会帮你的。”或“你怎么能够忍受他一而再、再而三地这样对待你呢？”或“如果你当时傻到什么都不做，那么你今天的遭遇就是活该。”等等。当她需要一种被理解的感觉、一种安全感和被支持的感觉时，所有这些评论看起来都是不公平的。

其他人可能无法理解她的行为，但她的自主神经系统，已经从正常的社会参与状态，到压力状态，再沦落到最后的退缩和冷漠的状态。在这个过程中，她的自主神经系统遭受了极大的冲击，受到了巨大的创伤，并最终导致了她麻木忍受的行为。但不了解这一切的人，依然从一个正常人的角度来要求她，以为她依然是自己以前认识的那个人——理性的、功能良好的、善于社交的人。在不了解这种变化背后的本能的、情绪化机制的情况下，其他人很快就会做出判断，认为这一切都是她的纵容和错误。

要解决长期家暴的问题，我们要做的第一步，是为遭遇家庭暴力的女性，找到一个安全的环境，让她不再受到进一步的虐待。过去的暴力事件已经发生了，我们无法改变这个事实，但我们可以改变对这些事实的情感反应方式。

受害者有没有可能从家庭暴力的虐待中恢复过来，恢复到正常的生活状态？我刚才描述的这位家庭暴力受害者，来我的诊所接受第一次治疗的时候，已经结束了这段婚姻。我做的第一件事情，依然是测试她的迷走神经腹侧分支的功能。不出所料，她果然处于背侧迷走神经分支活跃的状态。在第一次治疗接近尾声时，我再次测试了她的自主神经状态，发现她已经恢复了正常的社会参与状态。在结束治疗前，我对她的颈部和背部实施了一些额外的按摩，她告诉我，这让她感觉好多了。

然而，当她两周后再来做下一次治疗时，她又回到了痛苦、困惑、退缩和冷漠的状态。这一次的治疗，依然取得了积极的改善效果，让她回归了正常的社会参与状态。她后来又回来接受了几次诊疗，每一次离开时，都保持正常的社会参与状态，而且这种积极的效果持续的时间越来越长。随着时间的推移，我的治疗足以让她从恐惧、悲伤和绝望中走出来。每当她恢复到社会参与的状态后，糟糕情绪状态对她的影响就会减轻。当一个人恢复正常的社会交往状态，哪怕只是部分时间，这种积极的人际互动，也能够刺激他们的自主神经系统开始自主调节。

这个患者前来诊所问诊的时间，是在我开发和测试本书第二部分的基础练习之前。经过几个疗程后，我教她如何用本书第二部分中描述的神经筋膜释放技术，来释放颈后部的紧张感。这使她能够不需要每次都来诊所完成治疗，而是可以在感到害怕、愤怒或无力时，用这个技巧来帮助自主神经系统实现自我调节。

○ 家庭暴力：不只是老公打老婆的问题

家庭暴力可能会以多种形式存在：男子可能被妻子殴打；子女可能被父母殴打；父母可能被子女殴打。虽然人们不太愿意说起自己曾经遭受过性侵害或身体虐待，但家庭暴力的问题比大多数人想象的都要严重，因为大多数人都不愿意承认自己是家庭暴力的受害者。

当我在全班同学面前讨论家暴问题时，虽然她们什么都不说，但我可以从很多女同学的脸上看到强烈的情绪反应。她们可能经历过父亲的暴打，因为父亲打她们是为了让她们知道自己应该如何做人，或者是因对方对性的期望没有实现而遭遇约会对象的暴打，或者是丈夫因为家庭预算的问题发生了分歧而对她们施暴。也有可能是这些妇女想到了身为家庭暴力受害者的女性朋友、女儿、母亲或其他与她们关系密切的人。

家庭暴力、人际暴力和跟踪骚扰问题有多普遍？

美国疾病控制和预防中心正在进行的一项全国性亲密伴侣和性暴力调查发现，在美国普遍存在着人际暴力、性暴力和跟踪骚扰。亲密伴侣间的暴力，发生在亲密关系中的两人之间，包括现任和前任配偶以及约会伙伴等关系。调查发现的亲密关系暴力包括通过打人、踢人或其他形式的肢体暴力伤害或试图伤害亲密伴侣等行为。这种暴力发展，沿着一个从单一事件到持续殴打的发展轨迹。

美国疾病控制和预防中心在题为《2010年美国亲密伴侣暴力》的报告中，呈现了以下内容：

- 近五分之一的女性（18%）和七十分之一的男性（1.4%）曾被强奸过。
- 四分之一的女性（25%）和七分之一的男性（14%）曾遭受过亲密伴侣的"严重"身体暴力。
- 每六名女性中就有一名（17%）和每十九名男性中就有一名（5%）曾遭遇过跟踪。
- 曾遭受过亲密伴侣的身体暴力，或被任何犯罪者强奸或跟踪的女性，比没有遭受过这些暴力的女性，更容易患哮喘、糖尿病和肠易激综合征等健康问题。
- 与没有经历过这些形式的暴力的男性和女性相比，经历过这些暴力的男性和女性更有可能存在经常性头痛、慢性疼痛、难以入睡、活动受限、身体健康状况不佳和心理健康状况不佳等问题。

在这里需要指出的是，类似这样的官方统计数字，往往低估了现实的残酷程度。因为许多受害者感到羞耻或受到威胁，往往不会向警察或保健医生报告这种暴力行为，甚至不会向朋友或家人提起。

亲密关系中的大多数暴力和受害行为，在生活中很早就开始了。亲密伴侣间的暴力，往往从情感上的虐待开始，并可能发展到生理上的虐待、性攻击，或两者兼而有之。暴力持续时间越长，对受害者的心理影响越严重。

这些创伤性的经历同时会产生短期和长期的后果。症状可能包括痛苦记忆的反复重现、恐慌症发作和失眠。受害者通常会感到自卑、难以信任他人，并在人际关系中遇到困难。受害者的愤怒、恐惧、退缩和无助感可能会导致饮食失调、背侧迷走神经回路活跃引起的症状和自杀的想法。当受害者试图以吸烟、饮酒、吸毒或进行危险的性行为等不健康的方式来应对自己的创伤时，亲密伴侣间的暴力行为往往被证明是受害者身上有害的健康行为的诱因。

当一个人被暴力侵犯时，他的神经系统往往处于休克或关闭状态，在这种状态下，他很容易受到催眠的暗示，也就是说，无论施虐者对他说什么，他都会完全接受，而不是进行批判性的评价。有时，被虐待的受害者还会被施暴者威胁说："如果你把这件事告诉别人，我就杀了你。"

这可能会使受害者很难，甚至根本没办法开口谈及所发生的事情。治疗师如果发现存在此类情况的迹象，可以问："只要回答我，是或不是即可。如果你说起这件事，有没有人威胁过要伤害你？"如果他们说"是的"，治疗师就已经打开了患者的心门，使患者不再强迫自己闭口不谈到底发生了什么事。

○ 家暴导致的大脑变化

对于受到家暴创伤的受害者和实施家暴的犯罪者而言，他们的大脑结构和功能都发生了可观测的变化，尤其是杏仁核的结构和功能。

杏仁核位于中脑的颞叶中。它参与了我们对事件和信息的情绪反应，并决定了我们面对潜在风险时的行为方式。在扫描中，杏仁核在经历负面情绪时的活动量会增加，当我们承受反复或长时间的压力时，杏仁核就会变大。扩大的杏仁核会使人更容易进入紧张或关闭状态。

海马体位于杏仁核旁边的颞叶内，它是我们存储非创伤性记忆的地方。随着杏仁核的扩大，记录正常记忆的海马体，会因为持续暴露在威胁性和危险的经历中而缩小。

○ 如何走出过去的阴霾，迎接未来的梦想

在遭遇创伤时，如果我们能够记住自己的人生梦想、使命和（或）目标，让我们的生命具备意义，那么我们就可能更快地恢复正常。

我曾问过遭遇过家庭暴力的患者，“已经被你遗忘的人生梦想是什么？你想做什么呢？”她说自己的人生梦想就是让自己和儿子过上好日子。怀抱着这个梦想，她开始期待着创造自己的未来，而不是纠结于过去发生的事情。

根据我的临床经验，只遭受过一次家暴创伤性经历的受害者，通

常可以很快恢复到正常状态。相比之下，长期家庭暴力的受害者，可能在很长一段时间内遭受了反复的暴力攻击，包括身体和心理上的攻击，因此不太可能迅速恢复正常。这就意味着我们需要通过成功的治疗，一次又一次地帮助患者重新恢复到正常的社会参与状态，直到他们可以稳定地保持这个状态，并恢复自我调节和正常运作的能力为止。在这个过程中，帮助他们想起以前的梦想，能够提供极大的帮助。

创伤后应激障碍

创伤后应激障碍（PTSD），有时被称为创伤后应激综合征，已成为一种常见的心理问题。随着伊拉克和阿富汗战争的爆发，我们逐渐意识到有大量的退伍军人受到创伤后应激障碍的困扰。

○ 创伤和自主神经系统状态

理想情况下，如果我们具备一个有弹性的自主神经系统，在经历创伤事件的一段时间后，我们会反弹到正常的社会参与状态。不幸的是，很多人都无法自主反弹。

每个人都经历过激烈、震惊和痛苦的事件，但每个人对类似事件的反应是不同的。我们中的一些人能够很快地克服这些事件的负面影响，恢复到平衡、协调和社会参与的状态，继续正常的生活。而另一些人则会被发生的事情所改变，其影响可能是持久的，会让人身心俱疲甚至丧失正常生活的能力。创伤的负面后果，甚至会持续一生。“创伤后应激反应”这个词，可以准确地描述一个人被长期锁定在脊柱交感神经活动的状态。

然而，在经历创伤事件后，并不是每个人都会处于长期应激状态。很多人实际上都是处于背侧迷走神经活动状态，并伴有抑郁行为，因此将其病情描述为“创伤后应激综合征 ”是不准确的，容易导致问题和症状的混淆，进而导致治疗无效。更准确的说法是，创伤后有两种不同的结果：一种是创伤后的慢性脊柱交感神经激活状态（战斗或逃跑的应激反应），另一种是创伤后的慢性背侧迷走神经活动状态（人体神经系统的退出或关闭状态）。

有时，创伤后应激障碍/创伤后应激症状的患者会在这两种自主神经系统的状态之间翻来覆去，但显然，这两种状态都阻碍了正常的社会交往。许多被诊断为创伤后应激反应的士兵在回国后遭遇的问题是，治疗他们的人，往往没有找到有效的治疗方法。可悲的是，许多在战场上为国效力的男人和女人，因此被社会孤立，其中有相当多的人最终自杀了。

我发现简单地使用“创伤后应激障碍”这个词，不够具体，有误导性，而且往往会造成诊断和治疗的混乱。“创伤后应激反应”这个标签，描述的是对过去某个时候发生的事件的持续的身体和情绪反应。它并不能说明目前由创伤所导致问题的性质；它只是表明发生了一些创伤性的事情，而且其影响还在持续。

许多来就诊的患者都被诊断为创伤后应激反应，他们的自主神经系统（通过脊柱交感神经链激活）并没有受到压力，而是实际上处于慢性背侧迷走神经活跃的状态。他们不是被调动进入了一种战斗或逃跑状态，而是被固定在恐惧、冷漠和绝望状态之中。因此，试图把他们的问题简单地当作压力较大来治疗，可能会使他们感到困惑，而且会适得其反。

通过区分创伤后应激反应和创伤后关闭状态，就能得到更清晰、更有用的信息。患者的行为和症状是脊柱交感神经系统活动的表现，还是背侧迷走神经分支活动的表现？交感神经链活动会导致通常意义的应激行为，而背侧迷走神经的活动则会使人性格孤僻，表现出抑郁行为。任何程度的自主神经系统关闭反应，都是由背侧（旧）迷走神经分支活动的激增引起的。哺乳动物与其他所有的植物科，以及几乎所有的脊椎动物都存在这种神经系统的关闭反应，从人类沿着进化阶梯一路向下，一直到没有下颚的鱼类，如灯笼鱼，都存在这种神经系统的关闭反应。

在治疗创伤后应激反应时，治疗师通常会把重点放在创伤本身，而不是事件发生后的心理和生理状态的分析。回忆这段创伤的经历并告诉别人，当然是缓解创伤后应激反应的一种有效方法，但不是唯一的方法，并且在很多情况下往往会适得其反，因为当事人可能会因为重述这段创伤经历而再度受到创伤。在许多情况下，治疗师可以绕过对事件的回忆，通过练习或实践治疗来恢复患者的社会参与状态。这样做实际上更容易、更有效。

丹麦实际上有一个由治疗师发起的治疗研究项目，主要为阿富汗战争和伊拉克战争中的创伤受害者提供治疗。这些治疗师包括传统的心理学家、一名颅骶治疗师和使用各种方式的身体治疗师。所有的受试者都接受了相同数量的治疗，其中包括语言和非语言治疗。一些受试者从颅骶治疗开始，然后是其他身体疗法，而另一些受试者则从更传统的言语形式的治疗开始。

回顾研究结果，治疗师们注意到，从非语言性的颅骶疗法开始的受试者，比从谈论自己经历的创伤事情开始治疗的受试者，取得了更好的治疗效果。该小组的心理学家之一，马克·莱文推测，当人们在接受身体治疗后感到安全和放松，再开始谈论自己的经历时，他们会感到更加安全，因此会更愿意敞开心扉。相比之下，当人们先谈起自己的经历时，他们似乎更难放下，其中一些人可能实际上已经再次因刺激而遭受了二度创伤。

当患者在治疗过程中回忆起创伤性事件时，他们可能会进入一种催眠式的恍惚状态，并因此再次回到创伤事件发生时的情绪状态。如果治疗师说了一句话，比如“那真是太可怕了”，这句话就会融入到当事人自己的经历之中，成为当事人关于该创伤事件回忆和感受的一部分。现在，又有了另一个人——权威人士——认同了患者的痛苦，这可能反而强化了痛苦的负面影响，并可能导致患者在结束治疗后，状态比治疗前更加糟糕。

○ 背侧迷走神经活跃和创伤后应激障碍的关系

我为被诊断为创伤后应激障碍的患者进行治疗的目标，是让他们从脊柱交感神经回路或背侧迷走神经的活动状态中解脱出来，并将他们带入正常的社会参与状态。接下来的挑战是，如何在必要时反复实施治疗，帮助他们保持稳定的社会参与状态，不再出现反复的情况。

认为背侧迷走神经分支的活动，是一个纯粹的心理学问题，只需要通过言语来治疗，是不正确的，它应该更贴切地被称为心理和生理状态。医学上，医生经常通过生物化学的方法，治疗背侧迷走神经分支活动的精神表现，例如用抗抑郁药物来治疗，而其中很多药物的作用是作为兴奋剂，刺激神经系统产生兴奋状态。这有助于提振患者的情绪，但并不能带来理想的社会参与状态，或幸福或快乐的状态。

对压力和迷走神经分支作用的全新认识，给治疗许多精神和心理疾病提供了很大的帮助。通过背侧迷走神经分支激活内脏器官所驱动的生理状态，会造成巨大的能量消耗和生活质量的降低——不仅对个人、家庭和周围的人来说损失巨大，而且在治疗这些心理问题时，也会对社会经济产生负面影响。我相信，通过本书中所介绍的简单、无须成本的实践技巧和练习，我们可以使抑郁症患者恢复最高水平的自主神经功能。

○ 创伤事件后如何恢复自主神经的功能

自主神经系统通常具备一种内在的自我调节能力。如果认为环境和身体都很安全，那么我们就会自然而然地与人交往，与他人分享。同样地，我们可以毫无畏惧地静下心来休息、恢复身体和繁衍后代。

在我们感到安全的地方，与他人的积极社交互动，往往能让我们从压力或神经系统关闭的状态中恢复到正常的社会参与状态。然而，有时候自主神经系统会丧失这种自主复原的能力。实际的危险事件可能已经结束了，也已经停止了逃跑或战斗的状态，并已经摆脱了威胁或危险——但我们的自主神经系统可能会停留在过去的状态，并保持在战斗、逃跑或冻结（脱离群体）的状态。创伤后应激反应是指当战斗、逃亡或冻结的生存反应被唤起后，长期无法解除的状态。

在自主神经系统失去了控制之后，我们就会出现身心分离的状态，失去与身体、与他人或与此时此地的联系。这将导致我们变得效率低下或脆弱不堪。英语中有很多描述这种状态的短语，包括"脱节""神志不清""失常"等。在自主神经系统方面，我们已经失去了迷走神经腹侧分支的功能。这可以通过第四章中描述的迷走神经功能测试观察到。

恢复迷走神经的自我调节功能的诀窍，是做一些事情，让自己回归当下，回到感觉中，回到身体中，回到此时此地。一些人通过冥想，一些人通过祈祷，另一些人通过去钓鱼或去一个安静的地方独自思考问题等方法，来实现这个目标。

在本书的第二部分中，我介绍了一些练习，通过在几分钟内恢复腹侧迷走神经功能，这些简单的练习能够帮助大多数人重新建立与自己的联系。我还介绍了一种名为"神经筋膜释放技术"的实践技术。通过这种技术，我们就可以帮助他人恢复迷走神经的正常功能。

我们中的一些人可能会寻求治疗师、训练师或导师的帮助。要记住，重要的不是这些保健专家所说的方法，也不是他们声称能提供什么积极的结果，而是他们的方法是否真的对我们有效。如果测试显示腹侧迷走神经在干预前存在功能障碍，那么有效的治疗方法，就应该在完成治疗后的同样测试中，显示腹侧迷走神经的功能得到了改善。

如果我们试图通过社会交往来恢复神经系统的调节能力，那么我们必须确定所选择的交往对象本身就具备功能良好的神经系统。一个简单的评估方法就是问自己："当我和他们在一起的时候，我的感觉会变得更好些吗？"我们都有过和人在一起交往之后心情变好的经历，也都有过和人在一起后感觉自己的心情更差的体验。

一旦我们重新获得了平衡和自我调节的能力，应该就会发现，当我们再次与之前把心情带坏的人在一起的时候，我们获得了更大的恢复力。在理想的情况下，我们受他们的影响会更小，或者至少恢复的速度变得更快。虽然我们有时可以减少与那些导致我们心烦意乱的人在一起的时间，但不可能完全躲开他们，因此，能够更有弹性地应对这些糟心的人际关系，是很有帮助的。

同时，耐心也很重要。哪怕只是成功地帮助自己自主恢复一次，也能够让下一次的恢复变得更轻松。对于人类来说，活着就意味着需要迎接一连串的挑战、威胁和危险，而自我调节也将是一个持续不断的过程，有恢复力的自我调节能力，让我们在下一次的困难出现时，也能成功地应对。如果我们能够脚踏实地，不自乱阵脚，不自乱心情，保持或快速恢复迷走神经的腹侧分支的良好功能，我们就能够更轻松地迎接和应对新的挑战。

抑郁症与自主神经系统状态的关系

在美国和加拿大，抑郁症仍然是导致医学失能的主要原因，占到了总数的近10%。近年来，医生开出的抗抑郁药越来越多。在我所居住的丹麦，几乎有8.3%的人长期服用抗抑郁药。治疗抑郁症最常见的方式是服用抗抑郁药，抗抑郁药在美国目前的处方药消耗量中排名第三。仅2013年，全球抗抑郁药物的销售额就超过98亿美元。

被诊断为抑郁症的人，或处于抑郁状态的人，通常对曾经令其感到愉悦的活动失去兴趣。他们会出现食欲不振，暴饮暴食或其他消化问题；经常精疲力竭，变得不活跃、内向、冷漠、无助和拒绝社交；容易感到悲伤、焦虑、空虚、绝望、一文不值、有罪、易怒、羞愧或不安，还可能会出现嗜睡、精力不足和缺乏目标导向等症状，并可能在集中注意力、记住细节或做出决定方面遇到问题，且常常遭受纤维肌痛的疼痛困扰。他们可能会考虑、尝试或实施自杀行为。这些都是迷走神经背侧分支活跃的症状。

如果我们因为身体不舒服而咨询医生，医生可能会提出问题并根据我们的回答做出诊断，认为我们感到抑郁或压力。医生或许不会考虑这种情况是短暂的，而是将其视为半永久性的，并建议我们接受药物治疗。药物通常需要服用一段时间，并根据表现调整剂量，直到我们感到明显的好转才可能会停药。但如果情况继续，我们可能会继续服药几个月甚至几年。

许多来我这里问诊的患者，都希望停止服药。尽管支持这种美好的愿望，但我告诉他们，只能在咨询开处方的医生之后才可以停药。另外，我建议患者在互联网上查找与所服用药物相关的不良副作用，并找出有关戒断症状的任何可用信息，因为骤然停药可能会出现戒断症状。

发表在《美国医学会杂志》上的一项研究表明，在轻度抑郁症患者中，抗抑郁处方药的效果不比安慰剂好。而众所周知的是，这些药物经常会产生副作用。即便如此，抗抑郁药仍然是美国最常用的药物，医生们每年要开出2.7亿张抗抑郁药物处方。

这就引出了一个显而易见的问题：为什么医生要开这么多抗抑郁药？我们有没有可能采用全新的治疗方法？我认为潜在的问题是，医生们缺乏对自主神经系统本质的了解。人类的自主神经系统通常应该是灵活、有弹性的，并且只会暂时受到压力状态的影响。而多重迷走神经理论可能为这种全新的治疗方法指明努力的方向。

医学研究通常集中于慢性应激症状的生理学研究，较少关注抑郁症的潜在生理机能研究。 当被心理学家或精神科医生诊断为抑郁症的患者前来诊所就诊，或者在就诊过程中表现出抑郁行为时，我发现他们的问题通常伴随着迷走神经背侧分支的活跃状态。

在多重迷走神经理论提出之前，背侧迷走神经问题的研究和实践缺乏神经系统的生理模型，这也许就是很难找到安全有效且无须药物的抑郁症治疗方法的原因。史蒂芬·伯格斯的多重迷走神经理论，专注于自主神经系统、情绪和个体行为之间关系的研究和分析。他的理论引起了心理学家、精神病学家和一系列有才华的、有见地的创伤治疗师对其应用的日益增长的兴趣。

躁郁症

躁郁症是一种行为模式，其特征在于活动量增加、异乎寻常的兴高采烈和欣快感（躁狂症）与抑郁行为交替出现。

躁狂症的特征，是能量水平异常升高以及异乎寻常的兴高采烈、欣快的情绪。躁狂期之后是迷走神经背侧分支的活动期，呈现为低能量状态。在某些患者身上，这些情绪波动之间，会存在“正常”的感觉时期。而在其他患者身上，背侧迷走神经分支的活跃和躁狂状态交替出现，没有留下任何喘息的机会。这类人通常无法感知自己的身体，并可能遭受诸如妄想和幻觉之类的精神病症状。躁郁症的问题，影响了多达4%的美国人口。

从多重迷走神经理论的角度来看，躁狂期可以看作是脊柱交感神经链的激活状态。在躁狂状态下，患者会大量消耗精力并从事许多行为，但不一定能够产生享受或满足的感觉。

前来就诊的很多躁郁症患者告诉我，他们的问题已经由专业的心理学家或心理医生进行了诊断。我没有受过训练，也没有资格进行心理或精神病诊断，因此对这些患者的诊疗方法，完全出于我个人的经验和理解。但出乎意料的是，我所采用的同一种治疗方法（帮助患者建立正常的社会参与状态的技术），同样可以帮助许多具有不同心理或精神病问题（包括躁郁症）的患者。

○ 案例研究：躁郁症的治疗

几年前，一个50多岁的女人来找我进行颅骶治疗。我问她想要解决什么健康问题。她说，她已经听到了有关我们的颅骶治疗形式的大量报道，并且“希望获得更好的放松”。

她接着表示自己被诊断出患有躁郁症，并且在过去的20年里定期进出精神病医院。她表示自己经历了嗜睡期和躁郁期交替的反复折磨。

在丹麦，有些医院的精神病护理系统较为灵活。在患者入院并接受了一段时间的治疗后，他们可以在自我感觉良好后要求精神科医生准许出院，并在感觉需要治疗时重新入院。这个患者告诉我，当她处于非常沮丧状态时，她会无法控制地疯狂完成所有能够找到的工作。然后，在陷入抑郁症时，就会住院接受治疗。

当这个女人告诉我她的病史时，我从她的肢体语言可以看出她处于一种脱离社交的状态，并通过她自己的描述得到了证实。她表示自己完全感知不到与身体的联系，也感觉不到身体的放松，而是感觉自己就像是生命的旁观者，看着时光从眼前流逝，完全没有生命的参与感。

许多妇女在产后（分娩后）会感到沮丧，而这位患者的躁郁症状就是在儿子出生后不久开始的。产后抑郁症引发女性对婚姻以及自身危机的情况并不少见；由于妻子的背侧迷走神经分支活跃而引起的自主神经系统的停工/抑郁，丈夫可能会觉得她不再是自己爱上的那个女人。不幸的是，产后抑郁症会让新手爸妈无法享受新生命降临的喜悦，导致他们的生活变得更糟了，因为婴儿的出生并没有带给他们梦寐以求的快乐。

如果遭遇难产，尤其是剖宫产，那么产妇的产后抑郁症会加剧。即使出于医学原因，需要实施剖宫产挽救孩子或母亲的性命，这仍然会对女性的身体造成伤害，不仅在腹部肌肉而且在子宫中都留下疤痕组织。女人要克服产后抑郁症可能需要数年的时间，而且不幸的是，有些产妇永远也无法摆脱产后抑郁。

我告诉这个女性患者，我没有资格治疗她的精神疾病，但是我可以尝试通过使她的自主神经系统更加灵活，来帮助她放松身心。作为身体治疗师，我要特别谨慎地不要暗示患者我可以成功治疗任何精神病问题。如果患者来问诊时拿着精神病诊断书，而我对治疗这些精神疾病没有把握，有时会决定拒绝提供治疗服务。如果你也是治疗师，并且对患者的情况有任何疑问，可以随时要求服务对象咨询自己的心理医生或心理学家，以确定是否存在不应该治疗的任何理由。

我发现这个患者的最顶端的两个颈椎存在移位，这就意味着可以通过改善迷走神经腹侧分支的功能来改善她的症状。我向她展示了如何进行基本练习，以改善这些椎骨的位置。之后，当我再次检查她时，发现她脖子的最顶端两个椎骨的移位情况得到了改善，而她的腹侧迷走神经也开始发挥作用。

一周后，该患者再次前来复诊时，我发现她看起来焕然一新。她表现得十分镇定，注意力也很集中。我检查了她的迷走神经功能和最顶端两节椎骨的位置。两项检查的结果都不错，说明第一次治疗的效果一直得到保持。她告诉我，她现在感到精力十分充沛，并能够控制自己有条不紊地完成工作。她表示感到十分自信，并准备好继续正常的生活了。

我认为，这说明我们已经解决了她自主神经系统的问题。作为一个躁郁症患者，她长期在紧张状态与迷走神经导致的退缩和崩溃状态之间反复跳跃，根本找不到正常的社会参与的方式。现在，她正处于社会参与的状态，感到自己很健壮，神经系统也很灵活。她或许还会遭遇新的挑战，且可能会感到压力或神经系统的暂时关闭，但挑战过后，她能够恢复自主神经系统的功能并重新参加社交活动。

我告诉她，如果她认为自己需要再次帮助，我随时欢迎她回来。我建议她去找一位好的心理学家，并建议她可以通过寻求他人的建议，以一种新的方式来管理自己的人际关系，并为未来制订全新的计划。

现在，她的儿子已经长大了，并正在外地独自求学。我的患者对因为长期待在精神病院而错失了许多为人母的美好时光而感到遗憾。自生下儿子以后的近20年中，她还错过了接受教育、职业发展和有意义的工作的机会。在患上躁郁症之前，她还与一个适合自己的男人一起生活了很长一段时间，但疾病导致这段关系也走到了尽头。但是，她并不难过，反而对未来充满了信心。在表达自己创造美好、有意义的生活的决心时，她表现得十分镇定，条理清晰。

多动症和好动症

我相信，除了交感神经系统的慢性刺激外，我认为可能还有另一种物理原因，导致孩子们出现注意力缺陷多动障碍。

我曾在同一时段接诊过五个患者（都是患有注意力缺陷多动障碍的男孩），并注意到他们都存在食管裂孔疝的问题。这使我推测，他们不断从一个位置移动到另一个位置的原因，是不是为了改变呼吸膈的紧张程度。在新的位置上停留几秒钟后，这个地方又会变得不舒服，迫使他们再次移动，寻找新的姿势和位置。

通过结合本书第二部分提供的两种技术，我能够缓解他们的症状。基础练习解决了迷走神经的功能障碍，使食管的上三分之一得以放松。然后，这种食管裂孔疝放松技术，可以轻轻地拉伸食道，使胃部可以从呼吸膜中解放出来，并下降到正常位置。

他们很多人的问题，是由心理学家或精神科医生诊断的，但在诊断过程中，没有考虑到他们的问题可能是由于自主神经系统功能障碍引起的。根据我的经验，恢复患者的腹侧迷走神经状态，通常能使他们的症状减轻或消失。

第七章

孤独症谱系障碍

“孤独症谱系障碍”一词包括自闭症、阿斯伯格综合征和其他类似症状（注意力缺陷障碍不被认为属于孤独症谱系障碍）。孤独症谱系障碍包括一系列广泛的症状、损伤水平和残疾，可以同时出现在儿童或成人中。这些症状，被认为是脑部发育障碍，可导致显著的社会、行为和沟通方面的挑战。然而，这些疾病的诊断和治疗，都没有应用神经测试。

孤独症有许多不同的类别。这个症状在每个患者身上的表现方式可能都非常独特，并从非常轻微到严重的程度都有。但患有孤独症谱系障碍的人都存在一些相同的症状，而且他们的大脑中处理信息的方式似乎与其他正常人不同。导致孤独症谱系障碍的确切原因尚不清楚，但已经有研究表明，基因和环境都起着重要作用。

将原因归咎于基因的理论，是基于这样的观察，即如果同卵双胞胎中有一个人患有孤独症，那么另一个人很有可能也会有孤独症。然而，尽管花费了数亿美元，研究人员还是没能确定到底是哪些基因的缺陷导致了可能的孤独症病例。理想的情况是我们很快可以将导致孤独症的基因找出来，但根据目前的基因研究，治愈孤独症谱系障碍的希望仍然渺茫。

尽管孤独症谱系障碍的诊断主要是基于心理学家对患者行为的观察，但是，开展检测的人通常不会考虑自主神经系统中支配社会参与状态的生理征兆。但自主神经系统在一定程度上决定了情绪状态，而情绪状态是决定行为的因素之一。我相信，如果我们能够改变一个人的情绪状态，就有可能改变他的行为。

我们是否可以将孤独症谱系障碍的一些病例，理解为自主神经系统障碍的表现？这些人往往处于一种长期的战斗或逃跑的状态，或背侧迷走神经关闭的状态。有时，他们可能会毫无征兆地突然从这些状态中的一种状态转变为另一种状态，让看护者措手不及。孤独症患者的行为经常是难以预料的，通常也是不合时宜的。

根据我的临床经验，我建议将针对迷走神经功能的评估纳入孤独症的检查流程。如果显示出神经功能障碍，通过进一步的研究可以看出，通过优化存在障碍的神经的功能，我们可以使患者重新进入社会参与的状态。这么做是否能积极地改善他们的行为？我相信答案是肯定的。

○ 孤独症的发病率有多高

越来越多的人被诊断出患有孤独症谱系障碍，这使其成为发展最迅速的疾病类型之一。根据美国疾病控制和预防中心的孤独症和发育障碍监测网络的估计，其患者规模，在美国每年增长10%-17%，目前每68名儿童中约1名已被确定为孤独症。而根据其他估计，受到孤独症谱系障碍影响的儿童比例约为九十分之一。

孤独症的经济成本也是巨大的，不仅对个人、家庭，而且对整个社会来说也是昂贵的，因为随着孤独症患者人数的暴增，对孤独症相关的保健和其他服务的需求也激增了。在美国，每个孤独症患者的终生平均治疗费用为240万美元，全国的花费共计200亿美元。另据估计，美国孤独症儿童的抚养费用为每年610亿美元至660亿美元；而花在孤独症成年人上的费用估计为每年1750亿美元到196亿美元。

更重要的是，这对我们的社会来说，也是一种人力资源的损失。在孤独症的个人成本中，还有孤独症儿童给父母带来的沉重的情感损失，这无法用金钱来计算。在孩子出生前，父母都有梦想和希望，希望能像其他家庭一样拥有一个幸福的家庭和一个功能健全的孩子。孤独症患者往往不能胜任工作，不能在职场上做出贡献，或者说难以养育下一代。无论在孩子出生之前，家长们设定了什么目标，发现孩子存在孤独症之后，整个家庭都必须以新的方式优先照顾患病的孩子。

○ 孤独症和自主神经系统的关系

如果针对孤独症谱系中各种症状的患者进行神经系统的检测，那么脊柱交感神经链的活动，和/或背侧迷走神经的活动，可能是他们普遍存在的生理特征。此外，他们也可能因为器官功能障碍而引起各类不同的生理问题。

孤独症患者的家人或照顾者可能会注意到，他们有时会无缘无故地产生恐惧和恐慌的反应。他们可能会过度敏感，对环境中的刺激产生过激的反应，而其他人却没有注意到，或者对一些触发了过去记忆的事情，或者只是在想象一些危险的事情，都可能导致他们产生过激反应。客观地观察这些患者行为的其他人，会认为这些反应是毫无根据的，觉得没有什么好担心。

有时，孤独症谱系的患者会被长期困在战斗或逃跑的状态和神经系统关闭状态，或在这两种状态之间转换。他们可能前一刻还处于神经系统关闭的状态，呈现自我封闭和冷漠的状态，后一刻又突然变得外向、恐惧或充满攻击性。对不了解他们的行为的人来说，他们的反应似乎很奇怪、难以预料，往往会使他们的行为看起来完全不符合社会的规范。许多父母或照顾者对患者身上的这些行为的突然转变感到困惑和惊讶，因为他们不知道可能导致情绪变化的原因是什么。

孤独症的心理测试会通过评估患者的行为，并借此定义不同类型的孤独症，但并没有考虑到伯格斯对自主神经系统功能的新解释中提供的基本生理因素理论。因此，孤独症的治疗方法，大多集中在如何训练家长努力调整自己的行为，以适应孩子的特殊需求，而不是改善孩子的病情，减轻甚至完全解除此类特殊需求。

多重迷走神经理论提出了一种新的生物行为模型，将孤独症行为与自主神经系统的特定生理状态联系起来。这让我们有可能制定出更有效的孤独症治疗的策略。

当我们看到很多孤独症患者因脊柱交感神经链或背侧迷走神经的活动受到影响，或在两种状态之间反复跳跃时，我们可以简单地得出结论说，他们的社会参与状态被压抑了。然后，我们可以专注于使用或开发干预措施，帮助患者进行社交活动，并改善他们迷走神经腹侧分支和同样与社会参与状态相关的其他四条颅神经的功能，从而促使他们产生更多的社交行为。

史蒂芬·伯格斯选择了治疗孤独症儿童的工作，并成功地改善了许多孤独症儿童的行为。对此，他的解释是，这验证了多重迷走神经理论中提出的神经系统模型，具备一定的有效性。受到其工作成效的启发，我个人也在治疗孤独症患者方面取得了一定的成功。

治愈孤独症的希望：积极聆听实验项目

史蒂芬·伯格斯在他的“多重迷走神经理论”和“积极聆听实验项目”中做出了重要的区分，指出了传导到中耳肌肉的颅神经的特殊功能，并指出正确的倾听是帮助孤独症患者实现社会参与的有效方法。

伯格斯在我们对听力能力与社会参与状态的理解上，取得了突破性的进展，而听力是影响约60%的孤独症儿童的问题之一。我在伦敦的生命之气会议的演讲中听到史蒂芬·伯格斯描述了这一点。他描述了与倾听和处理人类声音相关的问题可能与第五和第七颅神经——不同于常见的耳聋问题的诱因第八颅神经——的功能低下有关，以及听力能力可能是孤独症症状的一个重要组成部分。

孤独症患者，会在很多方面对家长、老师和其他身份的照顾者造成挑战。任何与孤独症儿童打交道的人都会注意到，他们似乎常常听不懂别人在说什么，并且无法进行正常的双向交流。很多孤独症患者似乎听不懂别人想要表达的意思，而且很多人根本不会开口说话。这对心理学家和精神科医生来说尤其具有挑战性，因为孤独症患者通常难以通过语言交流治疗，因此，以语言为基础的治疗方法是没有帮助的。

因此，针对孤独症患者的第八颅神经（位听神经），即内耳深处的感觉纤维，进行测试将会成为一个标准的操作，以了解他们是否具备足够的听力能力。大多数孤独症患者都能通过标准的听力测试。测试通常是在一个没有背景噪声的安静房间里进行，或者要求患者戴着头戴式耳机，以消除被测频率以外的所有干扰杂音。

这个针对孤独症患者的听力测试的问题是，它只测量患者听觉机制的一部分。史蒂芬·伯格斯意识到，要想让患者听到并理解所讲的内容，他们需要另外两条颅神经：三叉神经（第五颅神经）和面神经（第七颅神经）的正常功能。

要想学会说话，首先要有听觉和听懂口头表达的能力。伯格斯发现，许多患有孤独症的人，都存在第五和第七颅神经的功能障碍，并导致听见和听懂口语表述的能力受限。这些神经起源于脑干，每条神经都有几个功能不同的分支，其中有两条神经连接到中耳的两块肌肉。第七颅神经通向中耳中的小肌肉——镫骨肌，而第五颅神经通向鼓膜处的鼓膜张肌。

第七颅神经的众多功能之一是对镫骨肌的神经支配。当镫骨肌功能正常时，它可以帮助降低高于和低于人类女性声音频率范围的声音的音量，帮助孩子专注于母亲的声音频率范围内的声音。当这块肌肉功能正常时，孩子就可以很容易摒除背景的杂音，并听到母亲的声音，从母亲那里学习语言，与母亲和其他人交流。

支配着镫骨肌的第七颅神经也有其他分支，其中一条神经分支，控制着面部的肌肉（被称为“情绪表达器官”）。当这条神经不能正常工作时，往往会出现面部表情呆滞的问题。被诊断为孤独症的儿童和成人都有一个特点，那就是缺乏自然的面部表情；他们的面部表情通常很呆板，使得人们很难在交谈中读懂他们面部表情传递的情绪。正因如此，其他人往往会认为孤独症患者缺乏同理心。

控制正常的听觉与睁开眼睛的肌肉，存在神经层面的联系。眼睛周围的平环肌是由第七颅神经负责收紧的，因此存在听力问题的人，往往会出现眼皮下垂的现象。抬起眉毛——当我们听到令我们“大开眼界的”东西时，抬起眉毛这个动作，可以帮助我们理解所听到的全新信息。所有这些因素，都说明了第七颅神经的正常运作对听力的重要性。

第五颅神经的一个分支，腹侧调节鼓膜张肌的张力，它参与调节咽鼓管与咽喉的连接。鼓膜张肌类似于镫骨肌，调节耳骨（小中耳骨）的硬度。鼓膜张肌链的收紧，会增加鼓膜的张力，降低低频背景杂音进入耳中的音量。

镫骨肌和鼓膜张肌的一个作用，是抑制杂音，如咀嚼时产生的声音，进入耳中的音量。如果鼓膜张肌没有充分收缩，低频声音的感知音量会非常大，甚至会掩盖人声。这种情况被称为“听觉亢进”。对于患有这种病症的人来说，传入耳中的声音会让人感到不安甚至痛苦。有些孤独症儿童会把手指放在耳朵里，以屏蔽声音，尤其是低频杂音或噪声的传入。

在这种情况下，患有孤独症的儿童，只能在有限的频率范围内处理声音信息，因此，人类话语频段内的声音，可能会被背景声音掩盖，因为低声调的声音可能因功能障碍而被放大。对声音过敏的孩子，可能会对别人的声音，尤其是一些男性的低声调的声音反应过度。而当他们把手指放在耳朵里时，这可能会被误解为不想听别人说话，实际上他们只是想保护自己的耳朵不受伤害。

日常的噪声，包括低频噪声（如吸尘器、车流或自动扶梯等噪声），对存在前述听力情况的人来说，似乎是难以忍受的。他们听不懂别人说什么，是因为背景噪声会让他们感到非常困扰，而同样的噪声则不会打扰到其他正常人。

我的一个孤独症的病人，一个11岁的男孩，每当火车靠近我的办公室窗口，在还有一段距离时，他就把手指塞进耳朵里，以减少噪声的输入。但我以前从来没有注意到火车经过的声音，而我的其他病人似乎也从来没有对此产生反应。

另一种肌肉和神经的功能失调，可能会在听觉和听懂对方说话的声音方面，导致一个完全相反的问题。肌肉的张力可能不足以充分放大声音，所以没有足够的声音传入，孩子可能会出现听不见别人说话的情况。这往往被误解为对沟通和社交活动缺乏兴趣，或被认为是孩子不想回应或不想完成别人要求他做的事情。

有时候，存在这些问题的孩子，会变得非常善于读唇语或理解肢体语言。他们看似能够进行正常的对话和交际，但只要说话的人不站在他们的面前，他们就会出现理解的问题，因为他们无法直接阅读对方的唇语。

此外，很多患有孤独症的成年人，在没能看清对方的脸的情况下，也很难听懂对方在说什么。依赖于阅读唇语理解他人信息的人，会习惯性地把目光固定在对方的唇部，而听力正常的人则不同，正常人在交流过程中会倾向于看对方的眼睛，或者边听边看。如果同时有很多个人在讲话，患有孤独症的成年人会很难理解繁杂的信息，因此可能会避免去参加聚会或去拥挤的餐厅等社交场合，而更喜欢与人一对一地交往。或者，他们会采用另一种交流策略，即自己一直不停地说话，避免暴露无法听懂他人信息的问题。

患有孤独症的儿童，在嘈杂的大教室里会备感煎熬。内耳功能正常的孩子可能认为同样的噪声水平是可以接受的时候，因为患有孤独症的孩子对声音过于敏感，各种各样的背景噪声，会给他们带来巨大的痛苦。

对于听觉过敏严重的孩子来说，环境中的各种声音会导致他们无时无刻不在经受无法摆脱的痛苦。对正常人来说稀松平常的日常生活中的各种声响，可能会让孤独症的孩子们感觉就像笼子里的老鼠，不知道在什么时候又会遭受一轮电击，并陷入一种长期的压力状态。孩子们可能根本就没有意识到自己存在问题；如果他们天生就有过度听觉障碍，他们可能不知道自己每时每刻遭受的创伤性体验是不正常的，他们可能只是认为，“这就是生活的常态”。

作为正常人的我们，可以想象一下，在看电影的时候，原声带开得特别大，演员们简直就是在你的耳边大吼大叫，这可能会让你迫不及待地想走出影院，躲开或终止这种折磨。你在离开的时候，也会下意识地捂住耳朵。但是，如果你是一个孤独症儿童，永远也无法走出这个恐怖的电影院，你能怎么办？

为了研究颅神经功能障碍的影响——并最终证明“多重迷走神经理论”的有效性，史蒂芬·伯格斯设计了他的“积极聆听实验项目”，并在其孤独症谱系患者的治疗过程中，一起进行研究。在同行评议的研究中，他描述了他使用积极聆听实验项目对孤独症儿童进行的实证研究结果（见下文）。

在过去的20年里，伯格斯的研究和学术文章，在治疗孤独症方面有了新的突破。发现并确定出一种可能部分导致孤独症行为模式的生理模式，使我们对孤独症的认识实现了一个重大突破，也为新的治疗形式提供了可能性。他所开发的方法，已经帮助许多孤独症患者改善了他们的沟通能力和社交行为。

伯格斯推测，许多患有孤独症的儿童，在使用语言进行互动时存在困难的原因，是上述中耳肌肉的神经调节功能障碍。第五和第七颅神经，这两条确保社会参与状态所需的颅神经，都起源于脑干，并有连接中耳两块肌肉的神经分支。

基于这个理解，伯格斯运用一种巧妙的治疗干预方法，成功治愈了一大批被诊断为孤独症的儿童。在伯格斯的“积极聆听实验项目”的研究中，所有被测试的儿童都被诊断为孤独症，其中许多人还同时患有多动症。所有的孩子，在接受了广泛的听力测试之后，每天接受

5次单次时长45分钟的听觉训练，并持续5天。

在一份发表的研究中，伯格斯和他的研究小组证明，经过电脑改变的音乐，可以改善孤独症儿童的听觉处理技能，增强其心脏的腹侧迷走神经的调节。

第二份出版物介绍了伯格斯小组进行的两项试验。一项试验将一组只戴耳机的孤独症儿童与另一组接受电脑修改过的音乐听觉训练的孤独症儿童进行了对比，这两组儿童接受的是用电脑算法处理过的音乐，以增强韵律学的听觉特征。在第二个试验中，一组接受电脑算法修改过的音乐，另一组接受同一组未经修改的音乐原版本。在这两个试验中，只有接受计算机改变的音乐的小组，表现出听觉亢进的减缓。

我有机会亲自听了一下这些修改过的特殊音乐。听了几分钟后，我觉得自己的中耳肌肉好像受到了刺激和锻炼。我的耳膜发痒，中耳的结构仿佛在跳着、舞着、振动着。更重要的是，我的听力有了很大的改善，能更清楚地听到他人说话的声音。

在他的讲座中，伯格斯展示了一些鼓舞人心的视频，展示了孤独症儿童的一些变化，以及当他们能听懂别人说的话后，他们如何从之前的社会隔离中走出来，开始与他人建立联系。且伯格斯一直没有停止改进其所使用的声学刺激治疗方法。在编写本书的过程中，在2016年，伯格斯正在墨尔本、洛杉矶和多伦多进行注册的临床试验。

听觉能力改善在孤独症谱系障碍的治疗中发挥的作用

为了能与人交际，进行双向交流，人们必须听到并理解他人口头表达的意思。如上文所述，许多孤独症患者在听力和理解方面都存在问题。这种现象是公认的，史蒂芬·伯格斯在他的多重迷走神经理论的介绍中最早指出了这一点，而我在实践中也证实了这一点。然而，这些听力问题最常见的成因，是第五和第七颅神经的功能失调（如伯格斯所发现的那样），而不是第八颅神经，即听觉神经。这条颅神经往往被错误地认为是专门负责所有听觉能力和功能。

当患有孤独症、阿斯伯格综合征或有其他孤独症谱系障碍问题的孩子来我的诊所时，我都会问家长关于孩子的听力问题。他们通常会说，他们的孩子的听力，是由耳科专家测试过的，测试结果表明孩子的听力是正常的。大多数孤独症儿童的听力测试，都是按照常规的方式进行的：他们戴上耳机，并在听到耳机里传来的不同音量和频率的声音时，能够做出反应。

家长们几乎都会被告知孩子的听力很好，但这实际上错误地判断了孤独症孩子存在的核心听力问题。在没有背景噪声的情况下，孤独症的孩子能不能听到单一的音调，这不是真正的问题所在。真正应该被检测的问题是：在存在各种各样的背景噪声的情况下，孩子能听到人声吗？孩子是否具有过滤背景声音，尤其是低频声音的能力？

一位妈妈带着9岁的儿子来找我，因为孩子在学校里出现了攻击性的行为。我通常会自己做一个简单的测试，来检查这样的病人是否具备良好的听觉能力。我要求孩子转过身来，让他们背对着我，确保他们看不清我的嘴唇。然后，我会口头要求他们完成一个简单的任务——比如，穿上自己的外套。

通常家长会抗议，说这样做会让孩子处于不利的地位，因为当他们能看到说话者的脸时，他们就很容易能够理解指令。这位妈妈也说了类似的话。于是，我问她，当她的儿子在隔壁房间，或者看不到她的脸时，如果她需要想方设法让儿子做一些她想做的事情，结果会是什么？

"如果他不回应，"这位母亲说，"我会冷静地再次提出要求。"

"如果他还是不回答呢？你会怎么做？"

这位母亲回答说："我会第三遍地重复我的要求。如果他还是不做的话，我会觉得是因为他不想要回应我。有的时候我会被激怒，然后给他一巴掌。"

从她儿子的角度来看，他可能当时正忙着做某件事，并没有注意到母亲的要求，因为他的第五和第七颅神经的功能障碍，导致他无法过滤背景的干扰声音，所以可能根本就没有意识到母亲在和他说话。然后，突然间，在他不明白为什么的情况下，母亲就会打他一巴掌，并且怒斥他。

即便是母亲说了三遍，他也一直没听到或没听进去，或听不明白母亲说的话。在母亲看来，因儿子无法有效接收信息并感到沮丧的时候，她打了他一巴掌，但从他的角度看，这是毫无预兆的；他不知道是什么原因导致了这一巴掌。因此，他可能会把母亲的意思理解为："如果你想得到别人的注意，就打他，然后把你的意思告诉他们。"这种理解，触发了他在学校里的暴力行为。

有时，这个孩子可能在学校里要求其他孩子去做一件事，如果其他孩子没有立即做，他就会毫无征兆地打对方一巴掌，以引起他们的注意。因此这个孩子在和其他孩子玩耍的时候，会很难受也并不奇怪。因为他的妈妈在不经意间，言传身教地传授了这种反社会的模式。

在我的诊所里，当孩子们背对着我，对我简单的穿上外套的要求没有反应时，我不会因为只是说了一句简单的话，就默认他们听到或听懂了。相反，我怀疑他们的第五和第七颅神经的功能失调。如果真的是这样，就会导致孤独症患者听不懂别人在说什么，因此必然很难通过语言来让他人理解自己或寻求帮助。

○ 听觉能力的进化过程

在地球生物进化的早期，包括恐龙和其他大型蜥蜴类在内的大型掠食者，在陆地上漫游，经常捕食小型哺乳动物。能威胁到这些恐龙和蜥蜴的大型动物，在行走或奔跑时，用脚敲击大地，产生低频的撞击声。恐龙们将这些低频振动，记录在包裹着它们的庞大骨骼的神经末梢上，将其作为生存危险的预警信号。

能否通过听觉感知潜在的捕食者正在接近，对生死存亡是至关重要的，尤其是对保护它们的后代来说。但这些大型生物无法听到较高频率的声音。古生物学家发现，它们的中耳骨与下颌骨相连，与后来的中耳骨与下颌骨相连的物种不同。因此，人们推测，恐龙是通过记录骨骼中的低频振动来“听到”，但无法听到哺乳动物发出的高频声音。

哺乳动物进化出的耳朵，使其能够听到更高的频率。哺乳动物的中耳骨从下颚分离出来，根据空气中的声波振动，哺乳动物能听到的“声音”，高于恐龙和大型蜥蜴发出的隆隆声的频率范围。因此，早期的哺乳动物能够在不被作为捕食者的大型和速度较快的动物发现的情况下，进行交流，这也是它们在生存斗争中的潜在优势。

然而，如果哺乳动物不分青红皂白地将环境中所有的声音都传入耳朵，包括高频率和低频率的声音，就会体验到一种混乱的声音。高频和低频的杂音，会淹没哺乳动物自己的声音。对人类来说，女性声音的重要频率范围内的声音，可能会传达出母亲的信息，这对孩子在危险情况下的生存至关重要。

那么，我们的听力是如何集中在这些重要频率上的呢？哺乳动物过滤声音的能力取决于中耳内的镫骨肌和鼓膜张肌的不同程度的张力。这些肌肉能有效地阻隔高、低频声音，只留下大致在人声范围内的声音。功能良好的中耳鼓膜张肌可以过滤掉人声范围外的杂音，甚至是震耳欲聋的噪声。

从1.9亿年前的早期恐龙开始，直到今天，耳朵的结构和听觉的演化，在进化生物学领域都有很好的记载。在哺乳类动物中，下颌骨的三个小部分开始与下颌骨的其他部分分离。这三块小骨作为一个整体，被称为“听小骨”。这三块骨被称为锤骨、砧骨和镫骨，因为它们的形状类似这些物体。它们在滑膜关节内，由一根韧带以灵活的“链子”形式固定在一起。

耳蜗的运动是通过调整鼓膜张肌和镫骨肌的张力来控制的，它们附着在耳蜗链的两端。这些肌肉以不同的方式影响听力。耳膜（鼓膜）是圆形的，像鼓面一样；鼓膜张肌连接着鼓膜与耳膜的骨膜之一——听小骨。

耳膜的鼓膜张肌的张力的变化，决定了鼓膜能振动的程度。当张力增加时，声音就会变大。鼓膜张肌由第五颅神经的一个分支支配，它的作用是控制声音的音量，是负责控制声音传递到听道深处的听觉神经的感受器。

镫骨神经，长约一毫米，是全身最细的肌肉。它由第七颅神经的运动分支支配，通过第七颅神经的运动分支来改变肌肉的紧张程度。镫骨肌也是一块很细的肌肉。它起源于中耳骨周围的一个小腔，并插入镫骨的颈部（听小骨的三块骨头之一）。通过其收紧和放松，镫骨肌只传递一定频率范围的声音。在正常听觉下，人类女性的声音频率很容易通过，而高于和低于这些频率的声音大部分将被其过滤掉。

要在别人说话时，调节进入耳中声音频率的变化，需要功能良好的镫骨肌来分出我们听到、理解和交流所需的声音范围。这种功能对于孩子学习词汇和语言的旋律是至关重要的。

○ 如何治疗孤独症儿童的听力问题

处于正常的社会参与状态的人，在与人交往时，存在的一个共同特点就是，我们的口头表达，通常会呈现一种能传达感情的声音旋律。这种声音的旋律，或称韵律学，使其他人更容易理解我们。相比之下，孤独症患者的声音往往是平淡、单调的，听起来有一种机械感和僵硬感。

也许，他们的声音中缺乏韵律感的原因，是由于第七颅神经的功能失调，无法从别人的声音中听出韵律感并学会相关的能力。如果一个孩子不能听到和欣赏别人声音中的旋律，也不能感受到别人声音中所传达的情感，那么他们就不能理解用旋律来表达自己的声音的好处，更不用说学会表达了。

这种有关口头表达的韵律问题，并不是发声器官的问题。只要我们通过改善颅神经的功能，帮助孤独症患者进入社会参与的状态，他们的声音质量就会发生变化，立刻就会拥有更多的旋律，别人也更容易听懂他们在说什么。

有时，通过基础练习，增加脑干的血流量，同样可以改善听力。而脑干是第五和第七颅神经的发源地。基础练习还可以释放颅底（第五颅神经的神经核所在的位置）和前三个椎体之间的张力。神经筋膜释放技术也足以恢复这些神经的正常功能，改善孤独症患者的社交行为。

随着我对多重迷走神经理论的研究所获得的理解，我自主开发了一套孤独症谱系障碍的治疗方法。我先对第五、七、九、十和十一颅神经（即三叉神经、面神经、舌咽神经、新迷走神经与旧迷走神经和脊柱附属神经）的功能进行评估，然后选择一些特定的生物力学的颅神经治疗技术，来解除这些神经的限制，使其发挥正常功能。

根据临床经验和学生们的反馈，我确认了部分被诊断为孤独症患者的沟通能力是可以改善的。最初几位前来诊所求助的孤独症患者，在治疗后再次评估时，发现他们不再是孤独症患者。

这些年来，我学会谨慎地表达“治愈”孤独症这个意思，以避免过度自信和武断。我通常只是简单地说，自己曾帮助一些被诊断为孤独症的人提高了听力，获得了更多的同理心和更好的沟通能力。这是因为很多从事该领域工作的专业人士认为，孤独症是无法治愈的，因此实现前述方面的改善，对他们来说是更容易接受的一种说法。毕竟，专业或非专业的人士，都认为在很多情况下，孤独症患者的沟通能力是可以改善的。

孤独症的治疗

多年来，我成功地帮助过许多被诊断为孤独症的儿童和青少年。许多患有孤独症的孩子，在正常的社交行为方面都有问题，他们似乎对别人不感兴趣，避免看他人或逃避眼神接触。他们似乎缺乏同理心，宁愿一个人待在家里或在电子设备上玩耍，也不愿意与人交往。

如果他们可以与某些人在同一个房间里待上一段时间，他们的父母可能会认为这些年轻人成为他们的“朋友”。然而，孩子们并没有与这些朋友产生真正的互动，他们只是坐在一起，但实际上都各自沉浸在自己的世界里，独自一人玩耍。

有些孤独症患者缺乏言语沟通能力，不能参与有意义的双向对话。他们似乎无法倾听或理解别人说的话，也不爱与别人一起玩。有些孤独症患者根本不说话；有些在说话时，可能会像鹦鹉学舌一样重复别人刚才说的话，或重复电影中的句子。有时，他们会不等对方回答，就继续说下去。

为了理解孤独症患者的各种行为，我观察到，这些孤独症患者不善于社交，且神经感觉有问题。我已经能够帮助他们中的一些人，让他们重新进入社会参与的状态。在一些情况下，我帮助他们恢复了正常的迷走神经功能，并改善了支配社交参与状态的其他四条颅神经的功能。这使患者能够从压力或背侧迷走神经关闭的状态中走出来，并自发地改善了他们的沟通技巧。

在为孤独症患者提供身体治疗时，我最意外的一个发现，或许是在胸锁乳突肌右侧肌肉的紧张，伴随着被称为“扁平头”或斜头畸形的颅骨变形等症状，出现在每一个被诊断为多动症或孤独症谱系障碍的患者身上。发表在《小儿科》杂志上的研究报告称，相较于正常的儿童，这种通常只发生在一侧的颅骨变形，出现在孤独症和多动症儿童中的比例较高。

胸锁乳突肌附着在颞骨基部，位于颅骨的一侧，因此，胸锁乳突肌的长期紧张会使颅骨的形状明显地以一种特殊的方式变得畸形。虽然孤独症的患者群体主要由儿童和年轻人组成，但这种颅骨变形并不局限于儿童，我在许多成年人身上也看到过这种情况。存在颅骨变形的成年人，同样存在社交困难。而同样的方法在成年人身上也能取得类似的改善效果。

颅骨的某些异常形状会不会对颅骨内的某些血管或神经造成压力？婴儿的颅骨是由多个板块组成的，并由坚韧的结缔组织连接在一起。颞骨上的胸锁乳突肌长期处于紧张状态，对颞骨的持续牵拉就会使宝宝的颅骨变形。如果肌肉的紧张无法释放，随着孩子的成长，颅骨畸形的状态会一直持续。

很多家长来找我咨询，是因为他们发现孩子的后脑勺扁平化了。但如果家长们还没有意识到，我就会教他们如何去感受孩子的头型，并在开始治疗前先观察颅骨的不对称形状。只要放松扁平一侧的胸锁乳突肌的张力，往往在短短几分钟内就能明显改善孩子的头型。

扁平头的复原技巧

我先摸摸患者两边的胸锁乳突肌，然后从比较紧的那一边入手。我先用大拇指和食指夹住孩子的胸锁乳突肌的顶部，紧紧地但又轻轻地拿起那一侧的胸锁乳突肌。在这个过程中，一定不能让孩子感到疼痛（见附录中的“胸锁乳突肌”示意图）。我请家长握住孩子需要放松的胸锁乳突肌一侧的脚，在我操作的同时，用一只手轻轻地将孩子的脚，在踝关节处向下弯曲，然后用另一只手将孩子的脚趾向上弯曲。一两分钟后，孩子就会放松下来，胸锁乳突肌明显松弛了许多，柔韧度也提高了。当胸锁乳突肌不再拉动一侧的后颅骨，原本平坦的部分就会被填平，变得圆润，最终实现两边的对称。这个技巧背后的道理，在汤姆·迈尔斯的《解剖学训练》一书中可以找到，他在书中描述了“前表线”（连接人体的整个前表面，下起自足背，上至头颅的两侧，可分为脚趾到骨盆和骨盆到头颅两部分）的操作。

完成诊疗之后，我和家长又对孩子的后脑勺进行了评价。每一次他们的后脑勺都会变得更加对称。等到孩子再来治疗的时候，我观察到孩子的积极改善效果仍在持续。

○ 案例研究：孤独症的治疗

看到接受治疗的孩子们取得了积极的改善，并提升了社交的能力，我感到很兴奋，并想知道其他的孤独症患者，是否可以通过学习同样的方法，取得类似的改善效果。我在哥本哈根开设的学校里，以我从导师亚连·吉欣处学到的生物力学颅骶技术，开设了一个为期两年的课程。多年来，我在第一天的第一节课，就开始向学员们教授神经筋膜释放技术（详见本书第二部分的技巧介绍内容）。通过教授和临床实践，我开始意识到这项技术的简单和伟大之处。

第二天，我会问问学员们有没有人尝试应用过这些所学的技术。如果有，他们的体验是什么？一位名叫索尔的年轻人，向全班同学讲述了自己的成功经验。他抱着复习第一天所学的技术的想法回家，给他的弟弟威廉实施了治疗。他的弟弟被诊断为小儿孤独症，当时已经17岁了。

威廉是个不合群的人，他会长时间地坐在椅子上低头看他的游戏机或玩他的钥匙。他不说话，也不和任何人进行眼神交流。他也很容易喜怒无常；如果他对某件事情感到不高兴，即使在其他人看来是微不足道的事情，他也会退缩到自己的世界里，独自生闷气。索尔说，威廉曾经因为被逼迫穿了一件自己不喜欢的T恤，而整整三个月没有开口讲一个字。虽然他只被迫穿了一天的T恤，这种沉默中生闷气的状态却整整持续了三个月。

在索尔给他做了神经筋膜释放术后，威廉坐起来，看着索尔的眼睛，这是他以前没有做过的。然后他站起身来，单脚着地却保持了平衡。和许多孤独症患者一样，威廉一直无法很好地保持平衡，无法只用一只脚站立。然后，他把重心转移到另一只脚上，换了一只脚单脚站立。这一个技巧就足以证明威廉恢复到了一个社会参与的状态。他开始在学校里与家人和其他学生交流，也开始交朋友。

索尔让我也给威廉治疗，我给他治疗了四五次。但在威廉来找我之前，他的神经系统的大部分复原工作都已经由索尔完成了。

在接下来的几个月里，威廉交了很多朋友，去欧洲的其他国家度假，参与了戏剧表演，上瑜伽课，并开始约会。后来，他在哥本哈根大学完成了传媒专业的本科学业，然后又拿到了硕士学位。

最后一次见到威廉时，他告诉我，他过得很好，并自豪地介绍说，他和他的三个朋友一起去阿姆斯特丹度假。这些朋友也患有很难治愈的病症。但他们自己搞定了整个行程——订酒店、找餐厅、参观博物馆，大家一起玩得很开心，很享受这次旅行。威廉已经取得了国际象棋大师的名次，并击败了其他几位国际象棋大师。他最近刚刚开始在丹麦一家制作电子游戏的软件公司当音响设计师的学徒。

○ 治疗孤独症儿童的特殊注意事项

治疗儿童（尤其是孤独症儿童）的手部按摩技术有其特殊的挑战。因为即使是没有孤独症的孩子，通常也不能在按摩台上静静地躺很长时间。那些有病史的孩子，往往有无数次去诊所和医院看病的经历，在那里，他们被迫静静地躺着做检查，或者接受痛苦的注射。

一个有这样的负面经历的孩子，尤其是在第一次治疗时，在一个不熟悉的房间里，仰面以完全无助的姿势躺在治疗床上，被一个完全陌生的人靠近，高高在上的陌生人需要对他/她的身体进行操作，在这种情境下，很难想象他/她会有安全感。孩子们的抵抗是可以理解的，这需要治疗师的耐心、技巧和经验，来帮助这些孩子获得安全感。

另外，很多孤独症的孩子，不喜欢被人碰触。因此，治疗往往以孩子、家长和我的即兴舞蹈开始，然后我才能获得孩子足够的信心，让他放松地趴在桌子上，让我的手接触到他，这样我就可以给他治疗。然而，每次成功治愈一个孤独症孩子的体验，总是会带来深深的收获。

如果你也在治疗患有孤独症的儿童，有几件事你应该知道。当他们第一次进入你的空间时，他们自然而然地会感到不安全。他们不认识你，因此在看到按摩台时，往往会有恐惧的反应，因为按摩台看起来就像医院的医疗检查台。你可能怀抱着帮助他们解除痛苦的美好心愿，但他们并不知道。如果你或他们的父母强迫他们接受治疗，反而会适得其反；他们会感到更多的威胁，也许还会感觉受到了侵犯。

所有的孩子，在被人碰触，尤其是被陌生人碰触到的时候，都会产生戒心。而他们中的大多数，头部和颈部都有疼痛感，而这恰好是我想通过按摩解决的问题。也许他们会允许我触摸他们的膝盖或手肘，但当我试图触摸他们的头部或颈部时，他们会把我的手推开。因此，我所选择的技巧必须是非常有效的，因为我可以抚摸这些孩子的机会很少，尤其是在他们刚开始接受第一次治疗的时候。

我必须首先让他们感到安全，而这在第一次治疗过程中可能根本不会发生。我可能会给孩子玩玩具，等他们的注意力集中在玩具上；或者让他们的父母躺在旁边的桌子上，甚至让孩子趴在父母的肚子上。我和孩子保持眼神交流，当看到孩子有痛苦或不舒服的表情时，我会暂停正在做的治疗，让孩子放松，然后再继续。

在治疗孩子，尤其是孤独症儿童时，我的基本原则是，每一步都要让孩子有安全感，必须让他们感到安全，必须让他们得到尊重。这一点是对孩子的神经系统有帮助的特定技巧得以实施的前提。

在我的诊所，当我给孩子安排第一次治疗时，我喜欢先和其中一位家长通电话，我不喜欢当着孩子的面说孩子的“问题”。我告诉家长们不要对第一次治疗抱有很高的期望值，第一次治疗时，我可能连孩子的手都摸不到，更不用说实施治疗的技术了。我告诉他们，我的做法是尊重孩子在第一次治疗时产生的抵触情绪，而不是逼迫他们超越自己的舒适区。同时，我告诉家长们，不要试图通过强迫孩子躺着不动来帮助我完成治疗。

如果孩子在第一次或第二次治疗中表现良好（包括头颅后部更对

称、更圆润——请看“扁平头的复原技巧”），他就会更容易接受下一次治疗，并更愿意躺着不动，让我为他实施治疗。孩子将不再以恐惧和惊慌的态度来回应我，而是经常会看着我微笑。我觉得这一点很有意义，因为孤独症儿童的一个特点，是他们通常都会避免看别人，避免与人眼神交流，避免微笑。

对于缺乏正常的双向言语交流能力的孤独症患者来说，一个最大的问题是，他们不能很好地理解他人的口头表述，不知道在治疗性的接触中，他们能够期待发生什么。虽然治疗的价值对他们的父母或医护人员来说可能是显而易见的，但孤独症儿童可能并不了解他们为什么会出现在那里，或他们可能从治疗中获得的好处。他们很可能根本不知道他们身上有什么问题，也不知道治疗可以使他们的生活变得更好。

然而，当他们意识到和你在一起是安全的，尤其是在治疗能够使他们感觉好转之后，他们的行为就会发生变化。

结　语

虽然多重迷走神经理论让我对治疗各种存在问题的情绪、身体和精神状况有了更清晰的认识和理解，但我对孤独症谱系患者的治疗所获得的见解可能是最深刻的。

孤独症谱系患者的一个共同特点是，他们不仅在日常生活中难以正常交流，而且在与照顾他们的人和试图治疗他们的人之间也难以正常交流。这些沟通困难限制了他们生活中的可能性，也限制了其他人与他们进行沟通和治疗的努力。这给他们和他们的家人带来了痛苦。因此，他们的照顾者经常感到无助、无能为力或无法胜任，也是可以理解的。毕竟，如何帮助和治疗孤独症谱系患者，是一个广阔而未知的领域。

对于孤独症患者的照料者和治疗师来说，试图掌握孤独症患者的行为特异性，可能只会令他们感到更加困惑。然而，当我们从多重迷走神经理论的角度来观察孤独症患者时，我们会意识到，只需改善患者的腹侧迷走神经功能，或许就能有所改善。

在任何时候，一个孤独症患者只能够处于自闭的三种状态中的一种。孤独症患者可以在压力和退缩状态之间突然转换，而别人却不知道为什么。通过改善颅神经的功能，使其进入社会参与状态，就有可能稳定这些转变，并减少这些患者通常遭遇的一些困难。

此外，通过改善第五和第七颅神经的功能来纠正听觉问题，往往能使孤独症患者的沟通能力、社交行为和同理心得到显著改善。这种积极的变化，往往会在其基础上，进一步帮助患者全方面的发展。

当两个处于正常社会参与状态的人进行面对面交流时，他们都通过面部肌肉的小动作传递出情绪状态的信息。这也会刺激到参与双方的面部肌肉中的神经，使他们的第五和第七颅神经得到持续的反馈，清楚地知道自己，以及对方的感受。

我们的社会越来越依赖电子邮件和短信。电视主播们常常一副死气沉沉的表情，或者是装出一副夸张而虚假的表情。越来越多的人通过打肉毒杆菌毒素使自己的脸部变得僵硬，或者通过整容手术来减少面部表情。然而，人际的互动，越是在没有看到对方的脸、没有听到对方声音中的语气变化的情况下，交流就越是没有人情味，也就越是无法进行任何情感上的交流。我们可以说话，但仅凭文字进行的沟通，只是在传递数据。

电话在沟通上比电子邮件略好一点点，因为它能捕捉到声音表达的变化。Skype和FaceTime能让我们同时获得声音和面部表情，但没有什么能比面对面的交流更让人感到亲切。

如果与成人充分使用旋律化的声音和表情交流的机会或时间越少，孩子们的面部表现力就越是得不到充分的发挥和发展。我们现在有越来越多的孩子患有孤独症、多动症等沟通障碍，这是不是很奇怪呢?

除了与孤独症患者的关系之外，在我们任何一个“正常”的人际关系中，也会不时出现类似的沟通困难。如果我们和他人都能时时刻刻保持社会参与的状态，我们与他人的交往就会变得非常容易。首先，我们需要认识到，我们并不会一直都处于腹侧迷走神经迷失的状态，而他们也不会，这对我们是有帮助的。其次，我们现在知道，可以通过一些简单的操作，让自己或对方进入社会参与的状态。

我认为，我们针对多重迷走神经理论在疾病治疗方面潜力的探索，才刚开始。它不仅可以帮助孤独症谱系患者，也可以帮助我们每个人改善与他人的人际关系。

PART 2 · 第二部分

恢复社会参与状态的基础练习

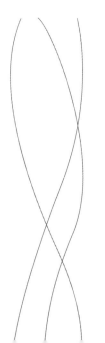

本书第二部分的内容，探讨了迷走神经的治疗能力。只有迷走神经腹侧分支处于功能良好的状态时，我们才有可能获得最佳的健康状态。因此，本书这部分提供的练习和技巧，应该可以帮助大多数人从脊柱交感神经链的活跃（压力状态）或背侧迷走神经的活跃（系统关闭状态）的状态，恢复到正常的社会参与状态。这些基础练习，也可以用来预防自主神经系统出现问题，并保持正常的健康水平。

在第一次开始做这些基础练习时，建议首先进行一个简单的日志记录，写下任何困扰你的症状或问题。另外，还可以参与本书第一部分开头部分罗列的“九头蛇问题”列表中列出的许多症状。你或许需要将其中的一个或多个症状添加到自查清单中。

可以记录每个特定症状发生的频率。例如，你的症状可能会“一直出现”“每天早上”“一周一次”或“一个月一次”。如果你的偏头痛每天都会发作，那么基础训练的目标肯定是完全治愈偏头痛，而在这个过程中，任何程度的改善都是值得庆贺的。

同时还需要记录每次发作时症状的强烈程度。你的记录可以是“这些症状让我感到痛苦，但还是能够承受”或“我需要服用药物才能够承受这些症状的发作”或“症状太强烈，以至于我无法去工作或参加正常的社交活动”或“我完全无法入睡”或“我今天早上起不来床”。你也可以使用一个从1到10的量表来评估疼痛的程度或症状。

在完成基础练习之后，可以回顾一下记录的清单，并标注任何变化——例如“偏头痛发作的次数减少了”或“疼痛的程度减轻了”或“每个月花在购买止痛药上的钱减少了”。你需要尤为关注这些练习帮助你在哪方面获得了改善，到底是症状发作的频率减低，还是每次发作的程度减轻了。也许，随着你坚持不懈地练习，不管是什么症状，最终都会减轻或消失。

你也可能会注意到其他方面的积极变化——例如，睡眠质量变得好些了吗？呼吸是否变得更加轻松了呢？你的食欲是否变得更正常了？所有这些好的改善，都有助于改善整体的健康和恢复力。

基础练习

这个练习的目的是提高社会参与度。它可以调整寰椎（C1，第一颈椎/颈椎）和脊柱（C2）的相对位置，从而增加颈部和整个脊柱的活动度（见附录中的“脊椎”和“寰椎”示意图）。基础练习可以增加脑干的血流量，而脑干是确保社会参与状态所需的五条颅神经的发源地。这对迷走神经的腹侧分支（CN X：第十颅神经），以及第五、七、九、十一颅神经的功能，也有积极的作用。

这套基础练习的效果很好，并且简单易学，操作简便，只需不到两分钟就能完成。我通常在患者第一次训练时就教他们做这个练习。

○ 基础练习前后的准备和评估工作

在开始基础练习之前，需要评估一下你的头部和颈部的相对活动自由度。将你的头向右转，尽量确保舒适地旋转。然后回到中间，停顿一下，再将头向左转。你能够最大限度地向左右两侧转动多大的幅度？是否会出现疼痛或僵硬的感觉？

做完基础练习后，再做同样的转头动作。你的转动幅度是否有改善？如果你旋转头部时有疼痛感，完成基础练习之后是否减轻了疼痛的程度？

我治疗过的大多数患者，都会惊讶地发现，在完成基础练习之后，当他们把头向左右旋转时，活动范围会有改善。而颈部运动的改善，往往会带来脑干血液循环的改善，这反过来又会改善迷走神经腹侧分支的功能。

你或你的患者可能也会根据需要重复做基础练习的操作。

○ 基础练习指南

前几次做这个运动时，你应该以仰卧的姿势进行。熟悉了之后，你可以坐在椅子上、站着做，也可以继续选择仰卧的姿势。

1. 放松地仰卧，将一只手的手指与另一只手的手指交织在一起（如图4所示）。

2. 将手指交织的双手放在后脑勺后方，头部的重量舒适地放在交织的手指上（如图5、图6所示）。手指头应该可以感受到颅骨的坚硬度，而后脑勺应该感觉到手指的硬度。如果因为肩部僵硬，不能将两只手同时举起来放到后脑勺后方，那么可以用一只手，确保手指和手掌接触后脑勺两侧即可。

3. 保持头部不动，向右看，只移动眼球，尽量让自己舒服地看向右边。不要转头，只需移动眼睛，继续向右看（如图7所示）。

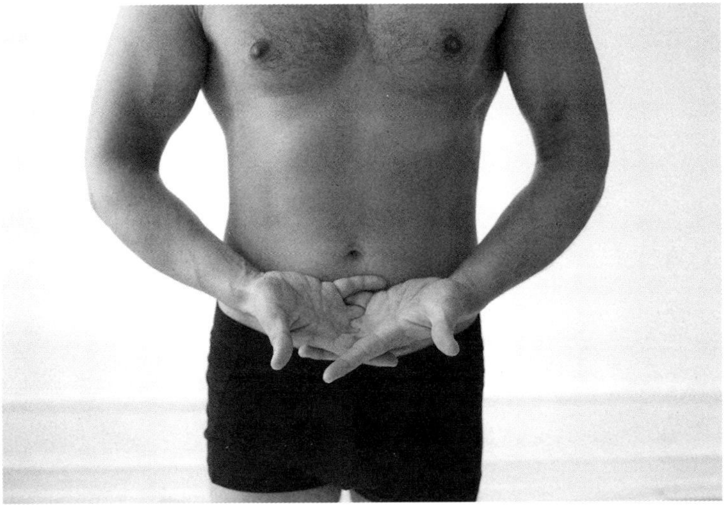

图4　双手交织

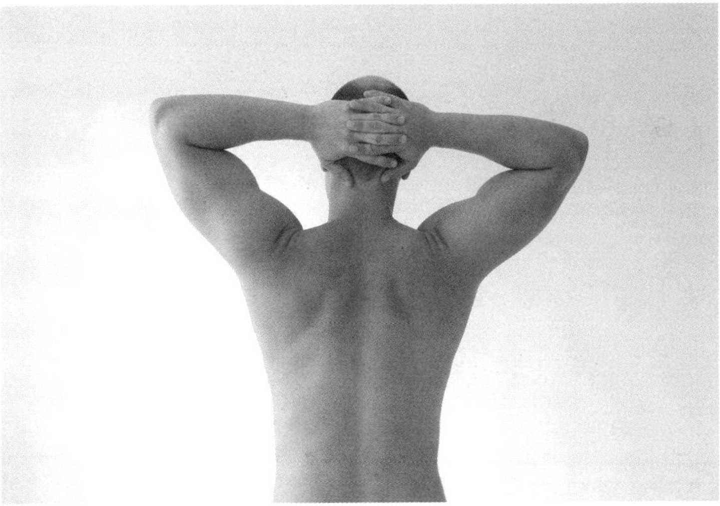

图5　双手放在脑后

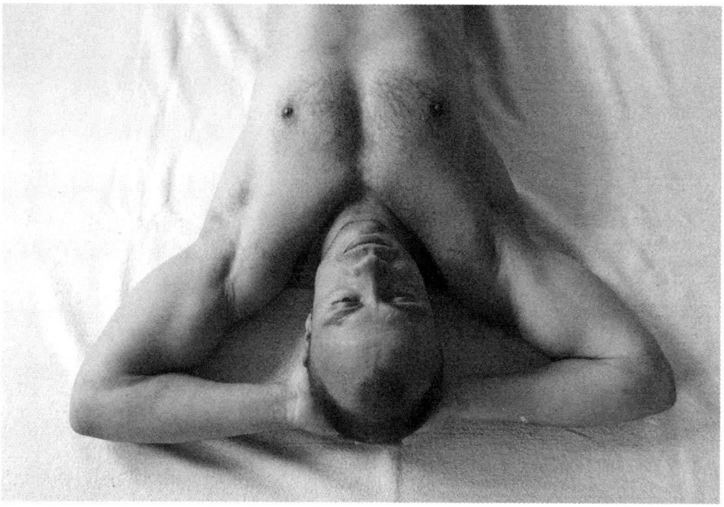

图6　仰卧

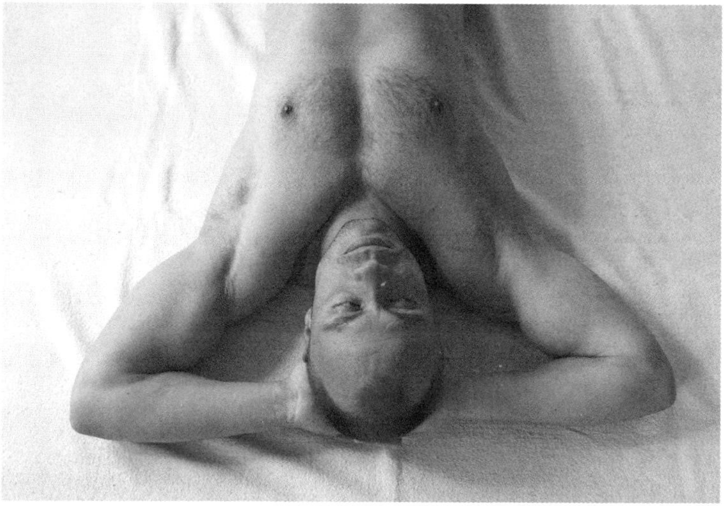

图7　向右看

4. 保持一个短暂的时间——30秒甚至60秒后，你会吞咽、打哈欠或叹气。这是你的自主神经系统放松的标志（正常的吸气之后是呼气，但叹气则不同——叹气指的是在你第一次吸气之后，在这个基础上又进行第二次吸气，然后深呼气）。

5. 转动眼球，回到直视前方的状态。

6. 双手不动，保持头部不动。这一次，将眼球向左转动，尽量向左看（如图8所示）。

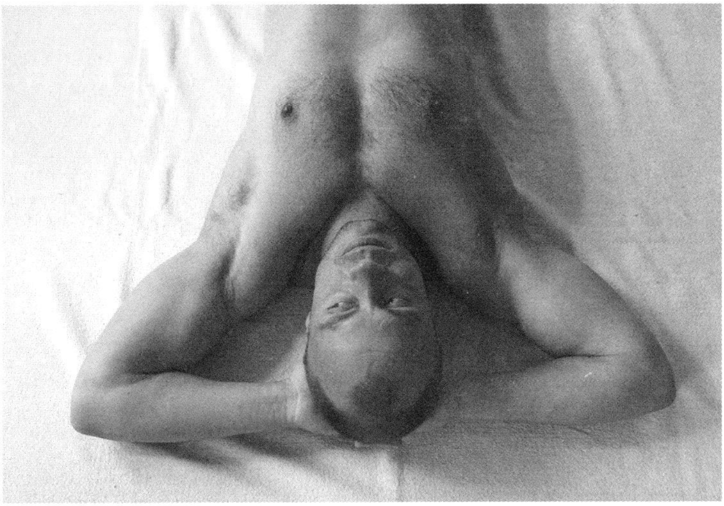

图8　向左看

7. 屏住呼吸，直到发现有叹息、打哈欠或吞咽等迹象为止。

现在，你已经完成了基本练习，把你的手从后脑勺拿开，坐起来或站起来。

评估一下自己在这个过程中的体验。你的颈部的活动范围或程度是否有了改善？你的呼吸是否有变化？你是否注意到了其他什么改善的迹象？

注意：如果坐起来或站起来的时候出现头晕，可能是因为你在躺下的时候太放松了，血液预压下降。这是一种正常的反应。通常需要一两分钟后，血压才会调整，并将更多的血液泵入大脑，使你可以恢复正常。

○ 颈椎和迷走神经功能障碍

当我测试患者，并发现他们存在腹侧迷走神经功能障碍时，也会观察到他们存在上颈椎的错位，即椎体C1（寰椎）的旋转和C2（脊柱轴）存在错位。通过“基础练习”，几乎总是能够帮助他们将C1和C2恢复到最佳位置。然后再次测试，就会发现他们的腹侧迷走神经已经恢复了正常功能。

C1和C2的旋转会对负责向额叶和脑干输送血液的椎动脉造成压力，而脑干是确保正常的社会参与状态的五条神经的发源地。基于临床观察，我认为哪怕只是一个负面的想法，都会使C1和C2脱节，影响我们的体态和生理健康。

在颅骶治疗法的高级课程上，我会向学生亲自示范几次。首先，我让学生们观察我的C1的位置。我会仰卧，让学生们将大拇指轻轻地放在C1的横向位置，这就可以确定C1的位置。如果C1没有旋转，他们的大拇指就会接近水平状态。然而，如果一个拇指高于另一个拇指，就表明椎体存在旋转。

实验开始时，学生观察到他的两个大拇指呈水平状态。然后，我只是简单地回想了一件令我感到不安的事情。我的C1的横突立即发生了变化：一边往上走，另一边往下走。C1的位置，看起来离水平面旋转了大约四十五度，一边向上（前），另一边向下（后）。（虽然这个观察结果与实际解剖学上C1单独旋转的可能性相悖，但如果通过两个大拇指轻轻地观察C1的横向分布状态，就能够获得这个观察结果。对此，唯一的解释是，这种旋转一定是C1、C2、C3的位置发生变化后的复杂组合。C1肯定以某种方式滑出了关节，使其发生了更大程度的旋转。）

我个人感觉这段体验令人非常不愉快，因为我不得不经历一次远离社会参与状态的转变。班上的其他同学都能看到我的呼吸变化，脸色也变得不正常。然后，我让学生为我实施了课上教授的肌筋膜释放术（见“神经筋膜释放技术”），让我的C1和C2椎体恢复到对齐状态。但这些椎骨复位的过程，并没有像脱位时那样迅速。学生不得不重复这个技巧数次，才最终让我的C1又恢复到水平状态。最后，我终于找回了正常的自我。

但实际上，C1和C2的旋转具有进化层面的生存价值。它们的错位，将使椎动脉受到压力，减少了流向脑干的血流，影响了社会参与状态所需的五条颅神经的功能。这使我们进入非腹侧迷走神经活跃的状态，当我们在危险情况下不得不战斗或逃离时，或者当我们在身体上或情绪上无法面对当下的情况时，这种状态就会关闭身体机能更高级的功能，从而帮助我们获得更大的生存概率。

但更有趣的是，虽然打乱人体神经系统的速度很快，但当我们再次回归安全的环境时，神经系统反而需要较长的时间才能平静下来。

但影响C1和C2正常位置的情况，不一定是严重的创伤，对过去事件的不愉快记忆也能起到同样的作用。对患有创伤后应激障碍的女性进行的脑部扫描研究显示，当她们听到创伤事件的重述时，大脑额叶的血流量同样会减少。

为什么创伤、对创伤的记忆，甚至只是一个负面的想法就会导致C1和C2的旋转等结构性变化？在颅骨底部的枕骨与C1和C2之间有十块小肌肉连接着。其中八块肌肉被称为枕骨下肌，位于椎体的后（背）面。另有两块肌肉，外侧直肌和前直肌，位于这两块椎体的前（正）面。它们受位于头后部的头皮上的枕骨神经的支配（见附录中的“枕骨下肌肉”“椎动脉”“枕下肌与椎体”和“枕下神经”示意图）。这十块肌肉中的任何一块肌肉的张力不当，都足以影响C1和C2的位置并导致其脱节。

每个颈椎的横突处都有开口（称为椎动脉，或称横突），以确保椎动脉的通过。椎体的旋转或倾斜会使这些动脉扭曲或受压，从而减少血液的流动。就像塑料软管一样，如果你把它弄弯了，就会减少或切断水的流动。通过这些椎动脉的血液量取决于颈椎的上段在颈部的位置是否正常。

进行基础练习时，我们需要保持仰卧姿势，将头部的重量放在手指上。这样的压力足以刺激枕部神经，使这些肌肉放松，相互之间达到平衡。且基础练习能够使前两块颈椎相对的位置，移动到一个比较好的状态。

当C1和C2重新归位后，椎动脉的紧张就能够得到缓解，为大脑和脑干提供更多的血流，让我们回到社会参与的状态。颅神经、脑干和大脑的血液供应充足，是主管社会参与状态的神经系统以及其他身体功能正常运行的前提条件。

因此，在C1和C2的位置得到调整后，许多症状也会得到缓解，包括前文描述的“九头蛇的症状”。

○ 基础练习中为什么要转动眼球

基础练习中涉及眼睛的运动，是因为八块枕骨下肌与眼球运动的肌肉之间，存在着直接的神经联系。

我们可以直接体验到眼球运动与枕骨下肌肉张力变化之间的这种联系。如果我们将手指横放在后脑勺上，正好位于头骨下缘下方并与头骨下缘平行，就可以直接体验到这种联系。当头部舒适地放在手掌上时，如果将眼睛向右或向左、向上或向下，或向对角线方向移动，用手指轻轻一按，就会发现上颈椎同步存在轻微的移动，或者随着眼睛的每一次移动，手指下的颈部肌肉的张力水平也会发生变化。

在临床实践中，我观察到，那些善于社交的人，他们的C1和C2的位置都很好。他们的自主神经系统也运作良好，能够灵活地应对各种情况和内部状态，并做出适当的反应。

社会参与状态，不是一个固定的状态，因此完成基础练习后，C1

和C2的位置也不应该保持固定。当我们的心理状态在快乐、满足、恐惧、愤怒或退缩的状态，或者当我们的生理状态在社会参与、背侧迷走神经激活或脊柱交感神经链激活之间发生变化时，这些骨骼就会瞬间移动。

人体的自主神经系统在不断地扫描外部环境和内部环境。当一切顺利时，C1和C2就会保持正常状态，脑干就会得到充足的血流。当出现背侧迷走神经活跃的状态，或者说脊柱交感神经链活跃状态时，C1和C2就会旋转并偏离位置，使流向脑干内主管社会参与状态的五条颅神经的血流，以及流向大脑的某些特定区域的血流减少。这种生理机制迫使我们脱离了社会参与的状态，但也使我们在受到挑战或濒临危险时能做出更迅速的反应。这种机制是本能的、即时的，并且无须有意识的思考。这就意味着，通常情况下，我们无法自主意识到这种变化。

在临床实践中，治疗压力和抑郁症的一个基础，是利用基础练习或肌筋膜释放技术（见“神经筋膜释放技术”），对C1和C2的位置进行调整。这些干预措施可以释放负责固定头骨和前两块椎骨之间的小肌肉的张力失衡，从而使椎体和枕骨恢复正常的位置。改善椎体的对位，尤其是C1和C2椎体的对位，就可以改善脑部的血流，进而带来社会参与状态所需的五条颅神经功能的迅速改善。

在恢复C1位置的治疗方面，还有一些其他形式的手法治疗，例如使用短推力、高速度的手法进行治疗等。然而，我更喜欢使用温和的技术。如果我能在正确的地方，用柔和的触感给身体提供正确的信息，身体就会自我实现平衡。因为我们不能期待将C1和C2复位之后使其永远保持正常的状态，所以应该经常或根据需要，反复进行平衡治疗技术的操作。既然所谓的永恒的平衡状态并不存在，那我们就应该意识到，它们的平衡是一个需要维持的、持续的过程。

恢复社会参与状态的神经筋膜释放技术

在没有接触过多重迷走神经理论，也没有治疗过自闭症谱系的病人之前，我成功地开发出了一种颅骶的按摩治疗技术，后来我有幸能用它来帮助很多人提高沟通和社交能力。有时候，我在诊所里选择使用这个技术，而不是基础练习法。我把它命名为“神经筋膜释放技术”。

这一技术的开发，是基于我个人对生物力学颅骶骨疗法、整骨疗法和结缔组织释放（罗尔夫疗法）原理的理解。这项技术的临床实践已经超过25年，并取得了巨大的成效，我也已经将其传授给几千名治疗师。

这种技术只需要不到五分钟的时间就可以完成，不需要充沛的体力，而且非常有效。你可以用在自己身上，也可以用来治疗别人。

○ 什么时候需要使用神经筋膜释放技术

基础练习是一种简单的自助练习方法，也是一种可以让腹侧迷走神经的功能得到更好锻炼的简单有效的方法。但是，如果你是一个身体治疗师，你可能会喜欢亲自上手治疗，而不是指导患者自行练习；或者你可能会想要将自助练习和手把手的技术结合起来。

神经筋膜释放技术可以作为基础练习的替代方法。它对于治疗缺乏足够语言交流技能的婴儿、儿童和自闭症谱系的成年人来说，特别有价值，因为这些患者不具备足够的语言交流技能，来吸收关于基本练习的指导，而这时可能很难与他们交流并让他们听从你的指示。以这种方式，通过治疗师的手部操作，可以通过一种非言语的治疗方法，使另一个人的神经系统获得有益的变化。

如果你练习按摩或其他的手部操作方式，我的建议是你可以选择使用神经筋膜释放技术，或在开始诊疗之前，先请患者完成本书提供的基础练习。因为这个建议符合伯格斯、科廷汉和莱昂的研究成果（详见前面章节的论述），并将确保患者的自主神经系统是灵活的，进而确保了治疗效果的最大化。

此外，我也建议可以将神经筋膜释放技术作为治疗的收尾操作。

○ 神经筋膜释放技术的操作指南

如果你习惯了做常规的按摩，那么可能需要学习全新的手法使用方式，才能成功地使用这种技术。为他人提供治疗之前，最好先在自己身上练习这个技术，确保充分掌握。要通过这个技术恢复患者的社会参与状态，你需要刺激在头骨皮肤下方，松弛的结缔组织下的神经反射。这可以平衡颅底和颈部椎骨之间的小块肌肉的张力。

如果患者保持俯卧姿态，这就让你能够很轻松看到自己的手指，学习这个技巧也会变得更容易。可以先从患者后脑勺的一侧开始操作。

1. 在一侧颅骨底部轻轻地按压，感受枕骨的硬度。检查枕骨一侧皮肤的“滑动性”。轻轻地推动头骨上的皮肤向右滑动。然后让它回到中间位置。

2. 然后将皮肤向左滑动，再让它回到中间位置。比较一下，在哪个方向阻力较大?

3. 将皮肤向阻力较大的方向滑动。缓慢地推动，一旦遭遇阻力，立即停下来。这个滑动可能只移动了八分之一英寸或更少。停在那里，并保持这个位置。继续感觉到轻微的阻力。在这段什么都不做的停顿过程中，患者就会叹气或吞咽，皮肤中的阻力就会随着张力的释放而消失。

4. 完成操作后再次测试左右两边的滑动时，皮肤应该能够在两个方向上轻松地滑动。

5. 在头颅的另一侧重复上述技巧。

6. 当你再次测试迷走神经时（测试方法详见第四章），它的功能应该是正常的。另外，当头部向左、右转时，应该有较大的活动自由度。

○ 神经筋膜释放技术的双手操作指南

掌握用一只手的练习后，可以用两只手练习。

1. 将一只手的一根手指放在一侧后脑勺底部的枕骨上。同样按照如上所述的技巧，测试皮肤在骨头上的滑动性。皮肤在骨头上一侧的滑动性，应该比在另一个方向更容易。

2. 将另一只手的手指放在同一侧的颈部顶部。如果稍微用力往深处按压，应该能感觉到肌肉的存在。用这个手指在颈部顶部的肌肉上测试皮肤的滑动性。它应该在与另一个手指滑过颅骨的方向相反的方向上更容易移动（如图9所示）。

3. 测试完毕后，放松按压的力度。让两手的手指朝着相反的方向滑动皮肤，直到感觉到阻力为止。

4. 停在遭遇阻力的地方，保持那种轻微的紧张感；等到患者发出一声叹息或吞咽声为止。

5. 松开手指，让皮肤恢复到原来的位置。

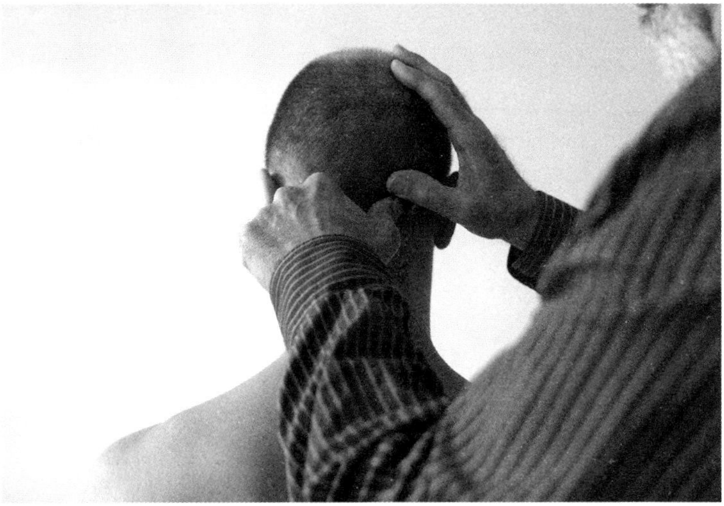

图9　用两只手在后脑勺的皮肤上反向滑动

6. 在另一侧后脑勺和颈部的皮肤上进行同样的操作。

完成所有的操作之后，当你再次测试迷走神经功能时，应该发现其恢复了正常。患者向左转头和向右转头时，也应该有较大的活动自由度。

○ 如何正确应用神经筋膜释放技术

神经筋膜释放技术成功的关键在于让皮肤滑动，并在出现阻力的瞬间停止。用指尖轻触皮肤，用最轻的触感来观察其状态。然后在肌肉、骨骼和肌腱等底层的皮肤上滑动一段很短的距离。

这种手法不同于针对肌肉系统，且需要用力按压身体的其他按摩手法。因此，请大家花时间阅读一下步骤说明，以便学习和掌握正确的操作方法。

这种手部按摩手法能拉伸皮肤下松弛的结缔组织（要了解这种组织是多么的细腻和精致，请到YouTube上搜索“皮肤下的漫步”）。这种结缔组织中含有丰富的本体神经末梢。当你将皮肤轻轻地在肌肉和骨骼上滑动一段很短的距离时，就能够在这种松散的组织中产生轻微的牵引力，并足以刺激这些神经。

在整个过程中，只需要滑动皮肤一段很短的距离并在感到阻力时立即停止，因为这是直接在本体感觉神经上操作，因此不需要使用大多数肌肉按摩技术所需的强大推力。如果使用的力量过大，或在遭遇轻微阻力之后继续用力推动，或如果滑动皮肤的速度太快，都会反而导致肌肉和韧带的收紧，造成伤害。在应用筋膜释放技术的过程中，应该避免造成任何损伤——释放只是需要保持较长时间的静止状态。这种操作最糟糕的情况，也不过是无法取得预期的效果，而不会造成实际的肌肉损伤。

你可能会发现，有时因为推得太轻，以至于患者表示他们没有任何感觉。这实际上是一个很好的反馈!

随着治疗的进展，你会发现皮肤的滑动性有明显的改善。

蝾螈练习

下面的“蝾螈操”可以逐步增加胸椎的柔韧性，释放单个肋骨和胸骨之间的关节活动灵活性。这将在增强呼吸能力的同时，通过改善头部骨骼和肌肉的位置，帮助减少头部前倾的程度，并改善脊柱侧弯（脊柱异常弯曲）的问题。

迷走神经的80%的纤维是传入（感觉）纤维，这意味着它们负责将信息从身体带回大脑，而只有20%的纤维是传出（运动）纤维，即将指令从大脑传到身体。第九颅神经和第十颅神经（新迷走神经和旧迷走神经）的部分传入纤维，可以监测血液中的氧气和二氧化碳含量。通过这些运动改善呼吸模式，实际上就是向大脑（通过传入神经）传递我们是安全的且内脏器官运作正常等信息。这反过来又会促进腹侧迷走神经的活动。

但二者之间的因果关系究竟如何？呼吸模式受限是腹侧迷走神经功能失调的结果，还是腹侧迷走神经功能缺失是因不理想的呼吸模式导致？如果呼吸横膈肌和调动肋骨的肌肉具备张力，那么监测这些运动的传入迷走神经的反馈，就会向大脑报告呼吸异常，这可能会阻止腹侧迷走神经的活跃状态，就像恢复腹侧迷走神经的活动可以改善生理状态一样；实际上，无论二者到底哪个是因、哪个是果，其实不重要，因为无论改善哪种情况，都能够改善整体的健康水平。

头部前倾的姿势会压缩上胸部可供呼吸的空间。蝾螈运动可以为心脏和肺部创造更多的上胸空间。改善头前倾的姿势，也会缓解从脊髓到心脏、肺和内脏器官的神经的压力。通过改善颈椎的对位，蝾螈操还可以缓解椎动脉的压力，进而缓解两肩之间的背痛问题。

练习蝾螈操的时候，头部与脊椎的其他部位保持在同一水平。这种姿势与蝾螈的姿势类似，因为蝾螈没有颈部，所以它的头部就类似于脊柱顶端多出的一个脊椎骨。蝾螈不能像爬行动物和哺乳动物那样，将头部与脊柱的第一节椎骨分开，不能弯曲、伸展、旋转或侧弯，也不能像爬行动物和哺乳动物那样，将头部抬起到脊柱椎骨的水平以上。因此，需要确保这个练习是在头部与脊柱保持一致的情况下进行。

就脊柱运动而言，这些练习会让头部处于一个既不向上也不向下的位置。胸椎（脊椎的胸部部分）现在可以更好地侧弯，有点像蝾螈一样。我们可以利用胸椎的侧弯运动，来释放肋骨和胸椎之间的肌肉张力。这有助于肋骨的自由活动，促进最佳的呼吸状态。

在人体脊柱的伸展和屈曲运动中，通常颈椎和腰椎的灵活性较大，而胸椎的灵活性较小。但是，侧弯时，胸椎的柔韧性会明显增加。解锁胸椎的椎关节，将使胸椎侧弯更加自由。

○ 第1级：半身蝾螈练习

首先进行右侧的蝾螈拉伸训练。先以舒适的姿势坐下或站立。

1. 在不转头的情况下，让眼睛看向左边。

2. 保持面向前方的姿势，将头向右倾斜，使右耳向右倾斜，尽可能靠近右肩，但注意不要抬起肩部与之相接（如图10所示）。

3. 保持这个姿势30秒到60秒。

4. 然后将头部回正，并将眼睛转回，看向前方。

5. 然后在左侧进行同样的操作：让眼睛看向右边，然后将头侧向左边弯曲。保持30秒到60秒后，将头回到直立的位置，眼睛看向前方。

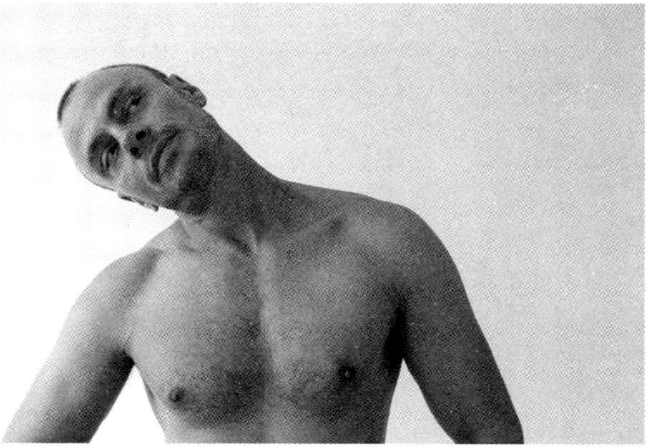

图10　眼睛向左看的半身蝾螈练习

○ 半身蝾螈练习：衍生操作

在半身蝾螈练习的强化训练中，按照上面的步骤进行运动，但在头向右边倾斜时，保持眼睛看向右边（如图11所示）。在移动头部之前，眼睛看向相反的方向，可以增加头部肌肉的运动范围，这就意味着你可以向左侧倾斜更多。保持这个动作30秒到60秒，然后反过来再右侧重复练习。

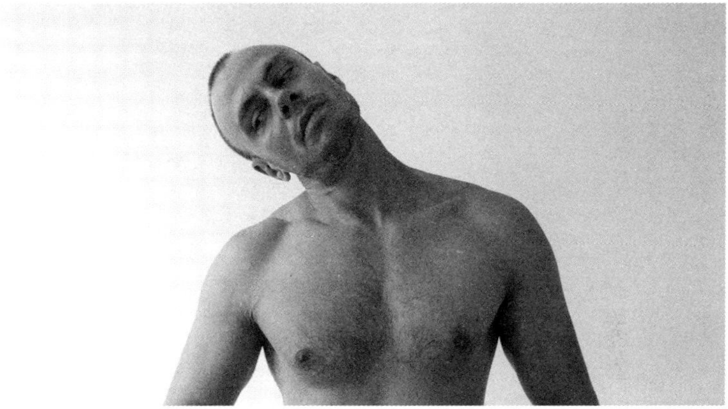

图11　眼睛向右看的半身蝾螈练习

○ 第2级：全身蝾螈练习

全身蝾螈练习包括侧身弯曲整个脊柱，而不仅仅是颈部。此外，这个练习涉及不同的身体姿势。

1. 全身四肢着地，用膝盖和手掌支撑身体的重量。你可以将手掌放在地上，但最好是将手掌放在桌面、桌子、椅子的座位或沙发的枕头上。确保头部与脊椎在同一平面上（如图12所示）。

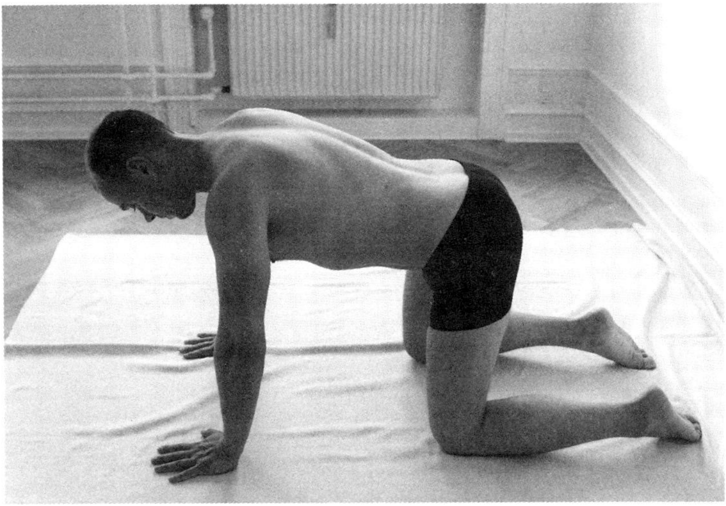

图12　四肢着地的蝾螈练习

2. 在这个练习中，应该确保耳朵的位置既不高于也不低于脊柱的水平。为了找到正确的头部位置，可以将你的头略微抬起来，高于你认为正确的位置。你应该能够感觉到你的头稍稍抬起来。然后将头略微低于你认为正确的位置。你应该能够感觉到你的头比应该的低。在这两个位置之间来回调整，把头稍微抬高一点，然后再把头稍微低一点。试着在中间找到一个位置。在这个位置上，头部不会感觉到向上或向下太远。虽然可能永远找不到这个位置，但你可以慢慢地尝试调整，直至接近最正确的位置。

3. 在找到了头部与脊椎基本位于一条线上的位置后，用眼睛向右看，保持这个姿势，然后把头向右侧弯曲，使右耳尽可能靠近右肩。

4. 然后逐渐地将整个上半身侧弯，一直到脊柱的底部也开始侧弯，这个动作才算完成。

5. 动作完成后，保持这个姿势30秒到60秒。

6. 将脊柱和头部回正。

7. 重复上述所有步骤，这次换成向左侧弯曲（如图13所示）。

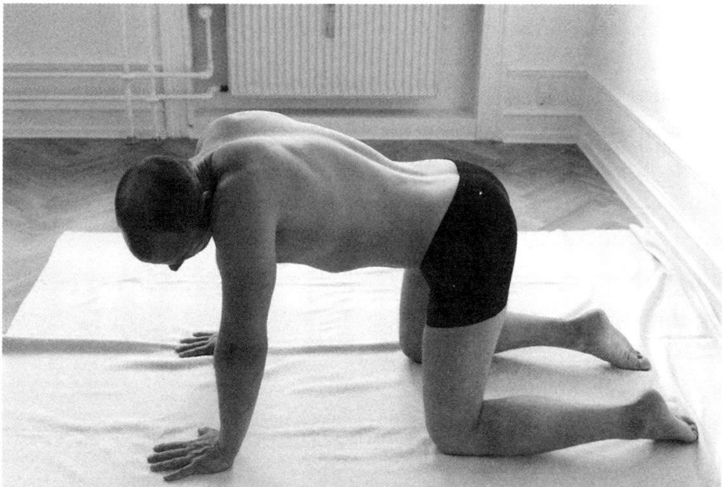

图13　头向左侧弯的蝾螈练习

偏头痛的按摩疗法

在附录中，你会发现四种不同模式的偏头痛模式示意图，疼痛的区域用红色表示（见“头痛”系列示意图）。示意图中的×表示肌肉表面的激痛点的位置，可以通过按摩激痛点，来释放受影响肌肉的张力。

这四张图显示了偏头痛的四种典型模式。找到符合自己症状的疼痛模式。在确定了头痛的模式后，你就可以知道是哪个部位的肌肉紧张了，并应该按摩哪个部位。

每张图上都有一个×标记的激痛点，是指肌肉表面神经末梢密集的区域。有的激痛点摸起来会感觉到比其他部位的肌肉更粗或更硬。人们经常会发现，需要释放的激痛点在受压时，会有疼痛感。

○ 找到激痛点并释放其张力

因为治疗的目标是通过按压肌肉表面的神经缓解疼痛，因此轻触通常足以释放整个肌肉的紧张感。而不是像普通的按摩那样需要大力地按摩整个肌肉，我们通常只需要简单地按摩激痛点就可以了。不需要用力或按到身体的深处。

深入或用力按摩激痛点，通常会让患者感到疼痛，而且会适得其反。在过大的按压之下，身体会变得没有安全感，自主神经系统会进入交感神经激活或背侧迷走神经退出的状态。这样做并无明显的害处，但可能会导致治疗的效率低下，因为需要时间让身体重新安定下来。

在激痛点上画几个小圆圈。然后停下来，等待并观察患者的自主神经系统的反应，通常以叹息或吞咽的形式出现。然后在几分钟内，疼痛的强度应该开始减弱或消失。每当需要缓解偏头痛时，都可以用这个方法进行重复治疗。

不是所有的 × 都需要治疗。即使一个 × 表示某一个特定的疼痛模式的激痛点，如果在肌肉表面的那个特定点上，没有感觉到任何硬的或疼痛的东西，那么这个激痛点并不活跃。也就不必浪费时间试图释放它的张力，而要把注意力集中在那些确实感觉到硬、厚、痛的激痛点上。

解决颈部僵硬的胸锁乳突肌运动

这个练习可以帮助患者在转动头部的同时，扩大活动的范围，缓解颈部僵硬的症状，并有助于预防偏头痛等问题。这个动作类似于人类婴儿时期俯卧时，用手肘撑起上半身，以确保头部可以自由活动，这样就可以环顾四周的运动。

1. 俯卧（如图14所示）。抬起头，将手臂放在胸前下方。将上半

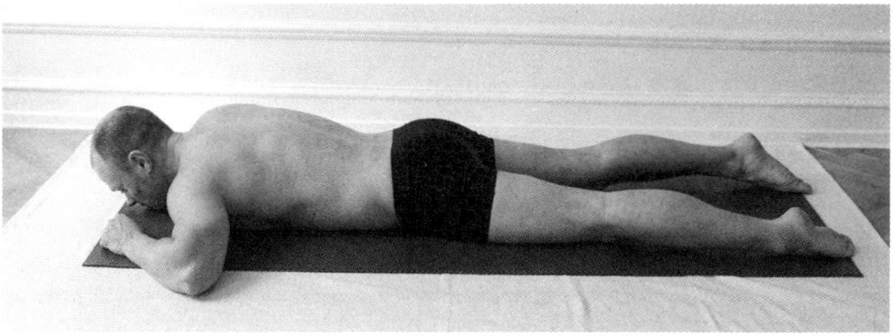

图14　俯卧

身的重量放在手肘上（如图15所示）。

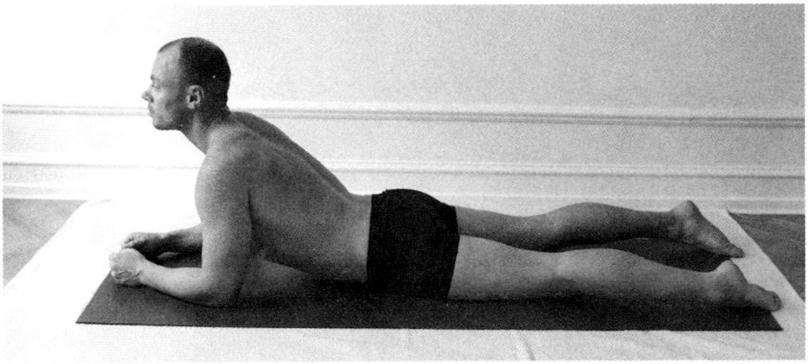

图15　抬起头

2. 在舒适的前提下，将头尽量向右转。保持这个姿势60秒。

3. 将头部回正。

4. 现在，在舒适的前提下，将头尽量向左转。保持这个姿势60秒（如图16所示）。

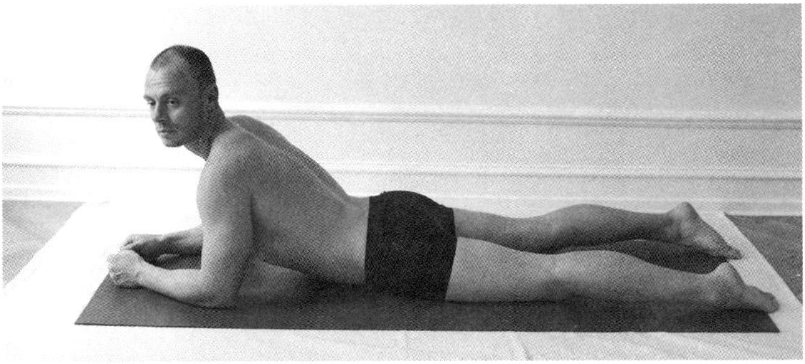

图16　将头向左转

如果你通过这个练习改善了头部的转动，但在某一侧的动作还是不尽如人意，那么可能因为另一块肌肉——胸锁乳突肌——这块肌肉受脊柱神经C3-C5的支配的肌肉，限制了动作。这种颈部僵硬的情况，光靠改善第十一颅神经和斜方肌、胸锁乳突肌的功能是无法消除的（见“肩胛提肌”部分的论述）。

导致颈部僵硬的原因，也可能是由于食管裂孔疝和食道变短，因为迷走神经包裹着食道（见“缓解慢性阻塞性肺病和食管裂孔疝”部分的论述）。

斜方肌的扭转运动

扭转运动可以改善松弛的斜方肌的张力，使其三个部分的任何一块肌肉都能够与其他两块保持平衡。它还有助于拉长脊柱、改善呼吸、纠正头部前倾姿势等，这反过来又往往可以缓解肩部和背部疼痛。

这个练习对任何人都有好处，不只是存在头部前倾问题的人。它只需不到一分钟的时间就可以完成，而且可以起到立竿见影的改善作用。每当你久坐一段时间后，不妨花点时间做这个练习，并时不时地定期重复这个练习。我几乎每次从电脑前站起来后都会完成这个练习。每次完成这个练习后，你都会体验到呼吸和姿势的改善，而且其积极的效果是日积月累的。

这个运动的目标，既不是强化，也不是拉伸斜方肌。其前提是假设肌肉足够强壮，只是需要刺激支配松弛的肌纤维的神经即可。通过这个练习，我们可以唤醒相关的神经，让它们接管和恢复本职的工作，就像我们小时候四肢着地爬行时那样。

当宝宝俯卧时，在抬起头、转头看周围的时候，宝宝会利用斜方肌的三部分肌肉的所有纤维来维持肩胛骨的合拢。后来，宝宝在四肢着地状态下，也会利用这些肌肉纤维来实现爬行和观察周围情况的目标。

但是，当婴儿站起来后，所有的斜方肌纤维不再均匀地使用。一些纤维变得更加紧张，而其他纤维的能量则会流失，从而变得松弛。头部不再以同样的方式，由斜方肌的三个部分肌肉共同支撑。随着时间的推移，头部倾向于向前滑行，使耳朵的中心位于肩部中心的前方。这时，肩膀就会表现出向前和向下的趋势。

做完这个练习后，斜方肌的三个部位的肌肉纤维都会获得一个比较均匀的张力。然后，当你站着或坐着的时候，你的头部就会自然地回正，减少头部前倾的姿势，进而改善整个体态。

○ 斜方肌扭转运动指南

这个练习包含三个部分。这三个部分练习的区别在于手臂的位置。

1. 舒适地坐在一个坚实物体上，如椅子或长椅的座位上。保持脸部向前看。

2. 双臂折叠并交叉，双手轻轻放在手肘上（如图17所示）。你要轻快地向左右两侧扭动肩膀，先向一侧，然后再向另一侧扭动，不要停下来，但注意臀部不要跟着转动。

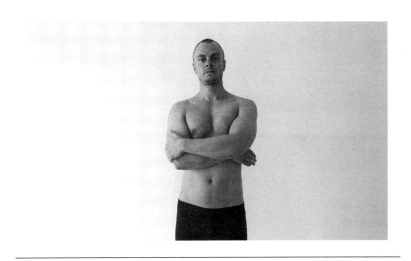

图17　双臂折叠交叉

3. 在第一部分的练习中，手肘自然下垂，刚好位于身体前方。旋转肩膀，让手肘移动，先是向一侧，回正之后再转向另一侧。当你把肩膀从一侧旋转到另一侧时，手臂在腹部轻轻滑行。这可以激活斜方肌上部肌肉的纤维（如图18所示）。

4. 重复三遍。不要紧张，但也不要停止动作。在转动肩膀的过程中，不要刻意用力甩动或控制肩膀的移动，转动的动作要轻松、放松。

5. 第二部分的练习和第一部分一样；唯一不同的是，这部分练习要求抬起手肘。将手肘抬起在胸前，保持大概在心脏的水平处（如

图19所示）。先将手肘向一侧旋转，然后向另一侧旋转（如图20所示）。重复三次，这样做可以激活中部的斜方肌肌肉纤维。

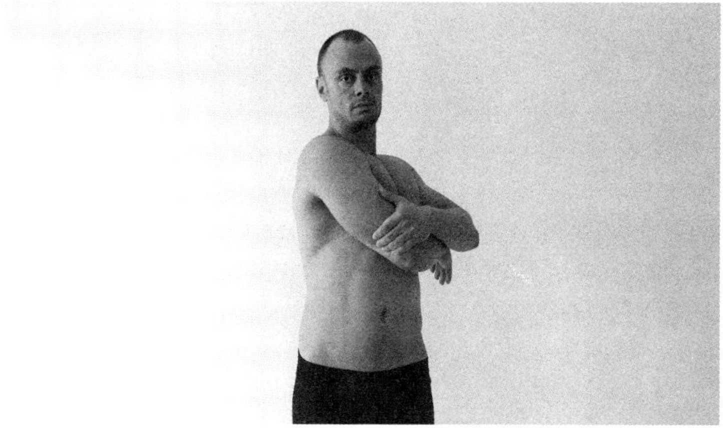

图18　斜方肌转动练习

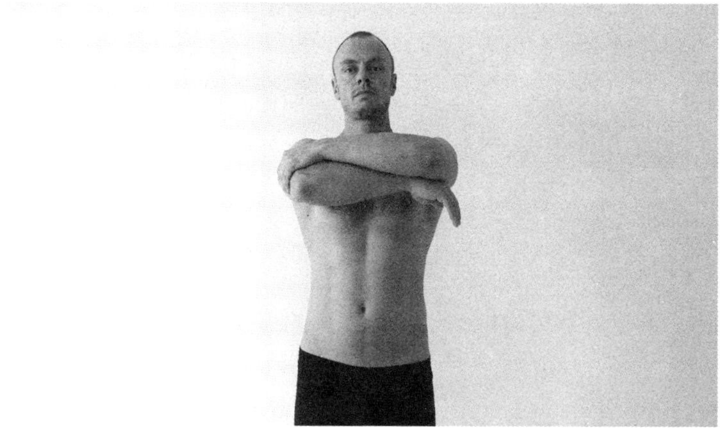

图19　手肘抬起状态下的斜方肌扭转练习

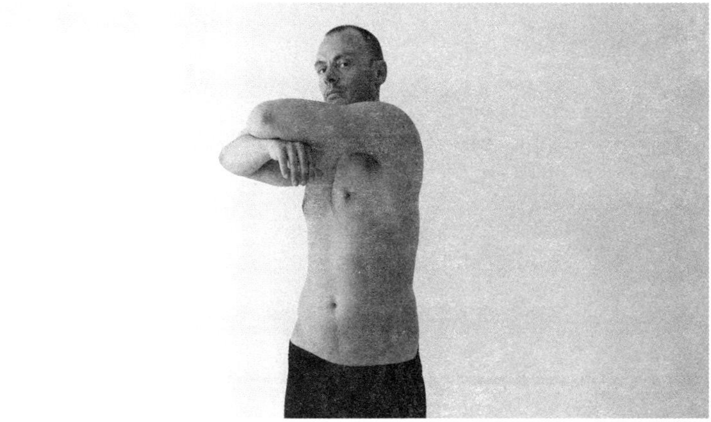

图20　向右扭转的斜方肌练习

6. 第三部分的练习，在舒适的前提下，将手肘尽可能抬高，并重复上面的扭动练习（如图21所示）。将手肘从一侧到另一侧旋转三

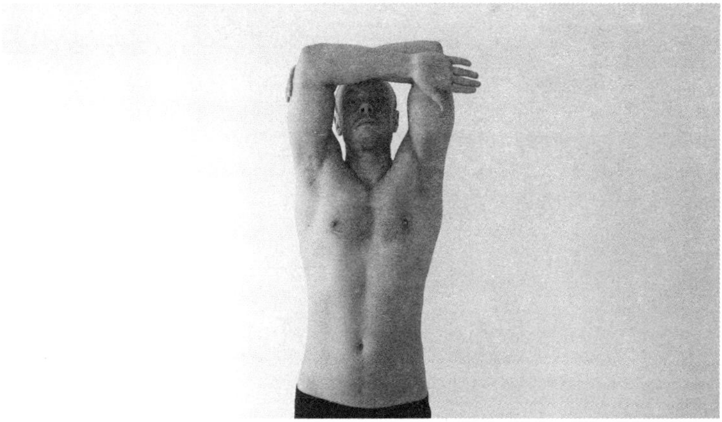

图21　手肘高举的姿势

次（如图22所示）。这样可以激活下部斜方肌的肌纤维。

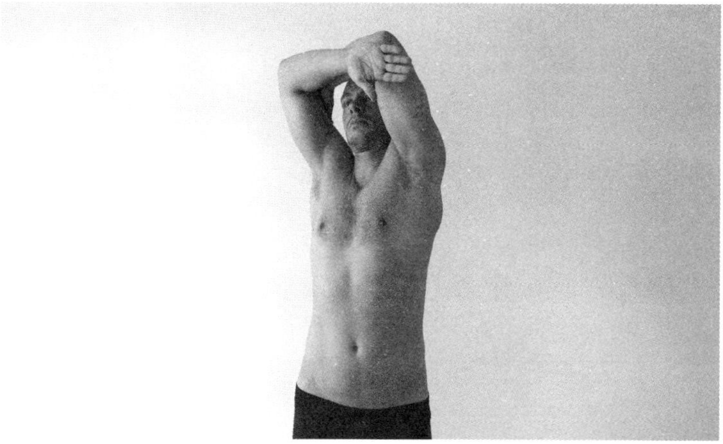

图22　双肘抬高姿态的斜方肌扭动练习

完成这个练习后，你可能会发现，头部感觉更轻了，并且已经后移和提升，脱离了头部前倾的姿势。头部前倾程度严重的人，在第一次完成这个运动后，身高增加一两英寸的情况并不少见。如果练习前存在头部前倾的问题，练习后从侧面观察，可以发现头部已经从原本前倾的位置向后移了一部分。

四分钟面部自然提升术：第一部分

这种温和而愉快的治疗方法，能够带来的好处包括放松面部肌肉，通过改善第五颅神经和第七颅神经的功能，使面部肌肉得到放松，使笑容更自然。你可以自己做，也可以与他人分享这个练习。其益处包括：

- 改善皮肤的血液循环；
- 让脸部中间三分之一（嘴角和眼角之间的区域）的表情肌肉具有生命力；
- 改善脸部肌肤的血液循环；
- 带来一种年轻的活力，你能感受得到，别人也能看到的年轻气质；
- 帮助你更自然、更经常地微笑；
- 使你在与他人互动时拥有更强的表情表达能力，从而增加同理心的表现；
- 使平坦的颧骨更突出一点，使很高的脸颊更平坦一点。

在开始这个技巧之前，先对着镜子观察自己的脸。如果你在别人身上做这个技术，请他一只手拿住镜子，观察自己的脸部，以及后续的变化。特别是注意观察一下颧骨周围的皮肤区域的变化。

先在一侧的脸部进行操作。然后检查一下，两边是否能看到或感觉到差异。通常在说话或微笑时，差别会很明显。然后再做另一边，完成后两边的脸部应该取得类似的提升效果。

○ 在脸部的什么地方操作

在面部有一个穴位，是大肠经的终点，叫LI 20（见附录中的“穴位”示意图），在中式按摩、日式按摩、泰式按摩中，都将其当成一个美容穴位。在古典泰式按摩中，这个穴位被称为“金竹”。在中医中，这个穴位被称为“迎香穴”。按摩这个穴位可以帮助打开鼻孔，改善呼吸。

中医的这个穴位，也具备了有趣的西医解剖学价值。它直接位于面部两块骨头之间的关节上方，即上颌骨和前颌骨。这两块骨头在人类的进化发展过程中，很早以前就已经是独立的骨骼，但也在进化早期就钙化成了一块骨头。在现代解剖学中，上颌骨/前颌骨被合并为一块骨头并称为上颌骨。

大肠经的穴位很容易找到。只需在鼻孔外缘附近的上颌上皱襞（脸颊和上唇之间的褶皱处）的一侧约八分之一英寸处的皮肤上轻轻触碰即可。如果你用手指探索这个部位，你会很容易发现这个点，因为它比周围其他部位的皮肤更敏感（如图23所示）。

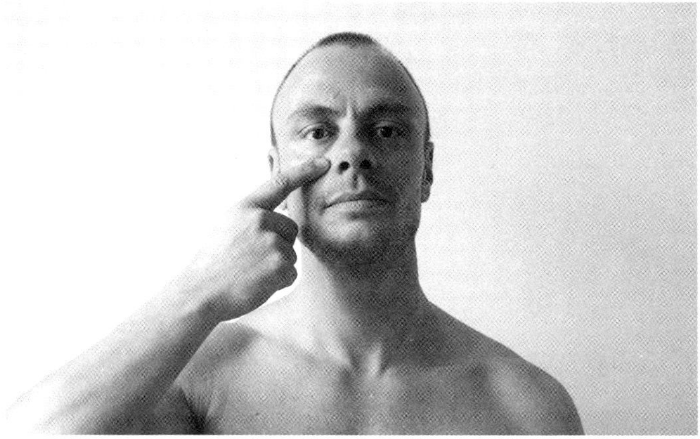

图23　按摩LI 20

○ 操作指南及原理

面部皮肤的表面是由第五颅神经的分支支配的。轻轻抚摸脸部皮肤，会刺激这些神经末梢。

1. 轻触皮肤表面的穴位LI 20。然后停留直至指尖与皮肤充分融合。

2. 用指尖轻推皮肤上下滑动，感知哪个方向遭遇的阻力较大。轻轻地推到那个阻力处，然后停止。

3. 保持在那个点上，等待，直至感觉到它释放。

4. 将皮肤向内，向脸部中线滑动，然后向侧边滑动，寻找阻力较大的方向。

5. 停在阻力点，轻轻地用力推。保持住，等待其阻力的释放。

脸部的肌肉是由第七颅神经的分支支配的。在皮肤下方，脸部肌肉分为两层。

6. 在同一个阻力点，用指尖轻轻地推入皮肤下的肌肉层中。保持一会儿，感觉第一层肌肉层像魔术贴一样贴在指尖上。

7. 如果能够保持轻微的力度，并感知到指尖下方的肌肉，那么就可以滑动这几层肌肉。通过轻柔地画圈，可以先将一层滑到另一层上面。

8. 在画圈的过程中，你可能会发现，在一个方向上滑动皮肤的阻力比较大。继续向那个方向轻轻地推，坚持到出现叹息或吞咽等形式的释放为止。

9. 接下来，稍微往深一点的层次推。现在深层的肌肉层与上层肌肉层和皮肤粘在一起。你可以将两层一起滑过骨头表面。

10. 当你再次进行画圈操作时，可能会发现皮肤向一个方向滑动的阻力比较大。继续向那个方向轻轻地推，并保持住，直到出现叹息或吞咽等形式的释放。

所有的骨骼都有一层结缔组织覆盖，称为骨膜。这种组织中含有非常丰富的神经末梢，这些神经末梢来自脊柱神经（颅神经）。

11. 让指尖更深地沉入脸部，直到轻轻地靠在骨头表面。

12. 按摩骨膜表面对自主神经系统有深远的影响。轻轻地按压，但确保力度要足够大，能够触及LI 20处的骨质表面。让指尖在骨的表面来回移动，然后在骨的表面上轻压，直到感觉到张力的释放为止。

在胚胎阶段中，这块骨头实际上仍是两块独立的骨头，上颌骨和前颌骨。虽然出生后，这两块骨头已经融合成了一块骨头，但大多数人还是可以感觉到，它们曾经是两块独立的骨头。

这种按摩第五和第七颅神经的方法，可以刺激到脸部皮肤和肌肉的神经。它并不能消除所有的皱纹，但能放松面部的肌肉，减少一些皱纹，使脸部看起来更年轻、更有精神。而且不会出现拉皮除皱手术留下的疤痕、肉毒杆菌毒素的毒性堆积等不良副作用。

更重要的是，这种按摩可以帮助脸部更有表现力，更有沟通能力，更有反应力，更有社交能力。我们的脸部应该是灵活的，能够在各种情况下表达出不同的情绪反应。因为面部表情是人际交流过程中传达信息的重要组成部分。

除了表达自己的情绪之外，面部的灵活性对于社交活动也非常重要。当我们的脸部放松，看着别人的脸时，脸部会自动地做出一些微妙的动作，模仿对方的面部表情。这些动作非常细微，而且变化非常快。

我们的皮肤和面部肌肉的这些张力变化，然后通过第五和第七颅神经的传入通路，反馈到大脑，让我们立即在潜意识中了解到别人的感受。这是我们对他人产生同理心的前提条件。

如果皮肤下的面部肌肉能够保持放松的状态，那么通常会拥有一张光滑、悦目，在别人看来是美丽或英俊的脸。不幸的是，很多人长年累月地陷在同理心和同一种面部表情模式中，导致面部肌肉拉扯皮肤，产生皱纹或双下巴。如果一直停留在同样的情绪状态，无法放松面部肌肉，随着时间的推移，这些皱纹就会越来越深。

除了这个技巧之外，轻柔地抚摸脸部皮肤，还能刺激第五颅神经，减少面部所有肌肉的张力。

四分钟面部自然提升术：第二部分

第一部分的操作，主要是针对鼻孔一侧的大肠经上的穴位LI 20。刺激这个穴位，可以改善口腔和鼻腔周围的下脸部肌肉的平衡和张力。第二部分的练习，反过来，重点放在眼睛上。实际的操作手法，与在大肠经LI 20做的脸部自然提升术第一部分的操作，有很多相似之处。我们能够在眉毛内侧的眉角上找到B2穴位。人们常常在疲劳时，条件反射地自然揉搓这个穴位。按摩此处的面部皮肤和肌肉，往往能起到自我安慰的作用（如图24所示）。

用拇指或一根手指，点在B2处，然后逐层按摩皮肤、两层肌肉和骨膜。

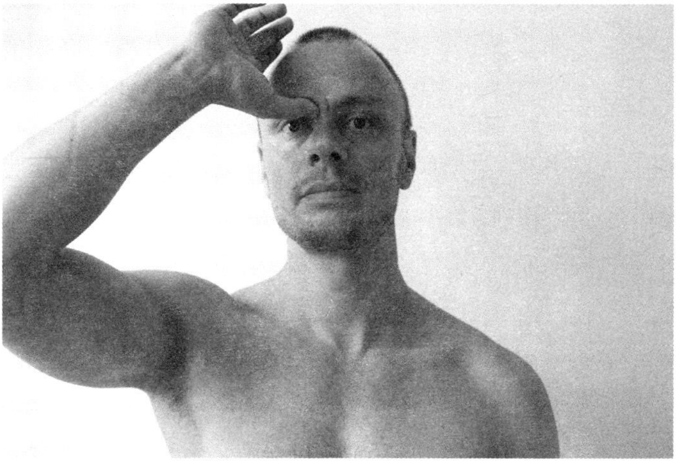

图24　按摩B2穴位

这个穴位也是眼轮匝肌的激痛点。眼轮匝肌是环绕着眼球开口的薄而平的肌肉。眼睛有时被称为灵魂的镜子。在我们按摩B2之前，眼睛可能会因眼轮匝肌太紧而有点闭合，也可能因眼轮匝肌张力不足而太张开。完成按摩之后，通过眼睛向外传递信息，或向内吸收信息的平衡度都能获得积极改善。你会更清楚地看到另一个人，而这个人也会更容易与你进行眼神交流，并体验到与你不同的眼光。

从更深的层次来说，这个穴位处在一个叫“泪腺骨”的小面骨的边缘。所谓“泪腺”，指的是眼泪。有的时候，有些人的眼睛会因为过度干涩而显得没有生气，但也有人会出现流泪不止的情况。

通过按摩B2处的这块骨头，并将激痛点停留在泪腺骨上，就可以平衡眼部水分的流动，实现水分平衡，让眼睛明亮又有神。因此，脸部按摩的目的，就是让你的嘴唇上留下笑容，眼睛上留下闪烁的光芒。

具体操作如下：

1. 找到眉毛内侧眼角处，比周围更敏感的点。

2. 先用指尖轻抚此处皮肤数次。

3. 让指尖轻轻地停留在B2点（见图24）的皮肤上，并保持该处与皮肤表面的接触，直到出现叹息或吞咽等形式的释放。

4. 接下来，轻轻向下按压到面部肌肉的那一层，即平坦、圆润的眼轮匝肌与脸部骨骼的连接处。在感觉皮肤贴在手指上后，画一个小圆圈，轻轻滑动皮肤，寻找存在阻力的方向。

5. 用手指按住感受到阻力的地方，直到出现一声叹息或者是吞咽等形式的释放。

6. 然后再深入一点，直到感觉到骨头的表面，然后多揉几下。

7. 最后保持与骨头的接触，等待释放的信号。

8. 如果眼轮匝肌太紧张，出现了闭上眼睑成眯眼状态，这个按摩应该会让眼睛睁开，恢复正常。如果眼睛因为肌肉松弛而睁得太开，这个手法应该会让眼睛稍微收紧一点，接近正常的睁眼状态。

这是经典泰式按摩法中的两个美容点中的第二个。

斩断九头蛇的所有症状

所有这些自助练习和实战技巧的目的，都是帮助人们从背侧迷走神经活跃的状态中走出来，或者说帮助人们从长期激活的交感神经链中走出来，把人带回到腹侧神经迷走活跃的状态。只有这样，才能斩断九头蛇的所有头部（解决所有的健康问题），恢复身体和情绪的健康。

ACKNOWLEDGEMENT

致 谢

首先要感谢提出了自主神经多重迷走理论的史蒂芬·伯格斯。他的教学和著作为我打开了一个理解世界的全新大门，让我能够帮助很多的病患，也让我可以教授其他临床医生。他是我10多年来的挚友，也是我编写这本书的灵感来源。他还审阅了这本书的初稿，并帮助我厘清了一些重要观点和内容的表述和理解。

感谢亚连·吉欣，他是我的挚友、导师，也是我25年来在骨病和颅骶骨治疗方面的主要引导者。我还要感谢盖辛格联邦医学院（前称联邦医学院）的帕特·柯格林教授，他是我解剖学和生理学的主要导师，并帮助编辑了本书中的解剖学参考资料。琳达·索尔伯格为我提供了诸多实践技术方面的灵感，并与我共同教授了最佳呼吸课程。

感谢凯西·格拉斯编辑不断地督促，并帮助将我杂乱无章的笔记整理成这本书。我在丹麦生活了35年，长期使用丹麦语导致我的英语，尤其是书面语言，出现了很多问题。回想起来，我发现凯西在本书编撰的过程中，承担了一个几乎不可能完成的任务，帮助整理出我的想法，而且完成得很有风格。本杰明·希尔德和杰奎琳·拉皮德斯也帮助我编辑了早期的初稿。

此外，还要感谢Mary Buckley、Erin Wiegand和Nina Pick，他们是北大西洋图书公司的编辑，帮助我将手稿定稿。

感谢我的其他一些老师，包括著有《能量医学》一书的吉姆·奥什曼；著有《解剖训练》一书的汤姆·迈尔斯，我的四位太极拳和气功老师，John Chung Li、Ed Young、郑文正教授和Hans Finne；我的心念和内观冥想的老师约瑟夫·葛思登；我的罗尔夫疗法老师：Peter Melchior、Peter Schwind、Michael Salveson、Louis Schultz、Timothy Dunphy和Ann Parks以及在治疗、按摩和其他身体疗法方面的老师。

还要感谢我在斯坦利·罗森伯格研究所的同事们，以及我所有的学生、病人和我多年来的许多朋友，特别是Ira Brind、本杰明·希尔德、Anne和Philip Neess、Lise Pagh、Charlotte Soe、Mohammed Al Mallah、Gordon Enevoldson、DeeDee Schmidt Petersen、Trine Rosenberg和Donna Smith。感谢Filip Rankenberg和我在Manuvision的其他同事。

同时，感谢斯里·拉维·香卡，感谢他对我们的颅骶疗法的兴趣和多年来的支持。感谢我的孩子们，安娜萃雅、埃里克和塔乌；感谢我的孙子们；感谢我的母亲和父亲；以及我的兄弟们，杰克、艾伦和阿诺德。

应对生活，从身体开始

APPENDIX

附　录

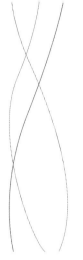

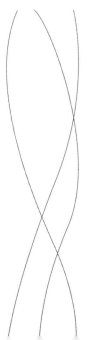

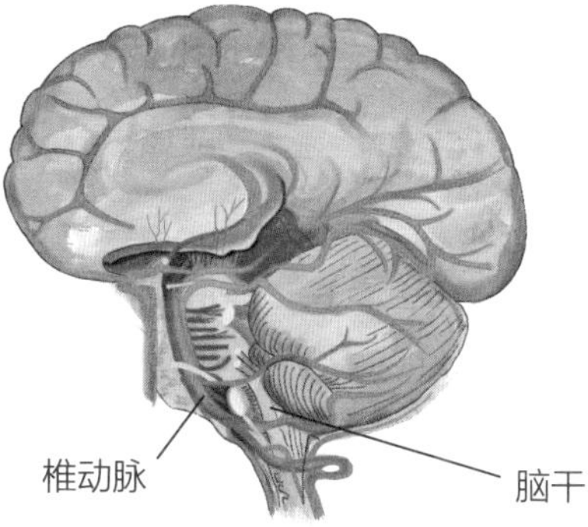

大脑

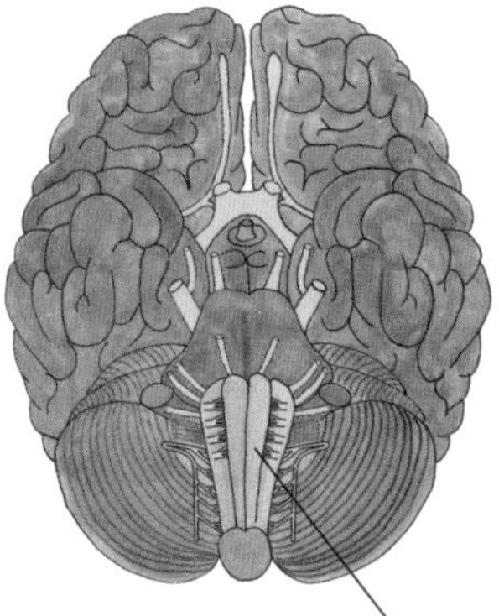

颅神经

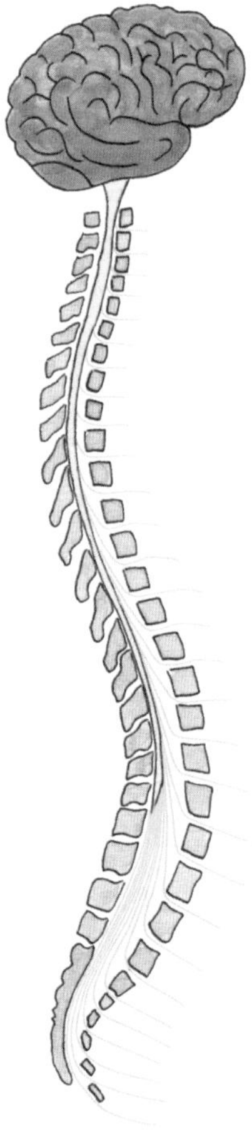

脊髓

脑干位于大脑的下方，是脊髓的起点。所有的颅神经，除颅神经1（嗅神经）和2（视神经）外，均发源于脑干。椎动脉为脑干和五条颅神经提供血液。

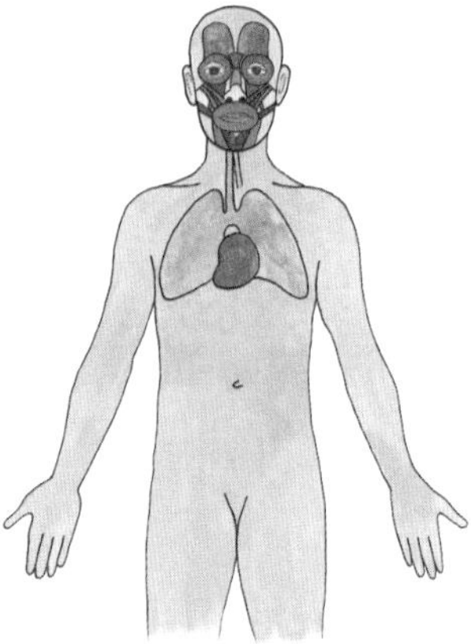

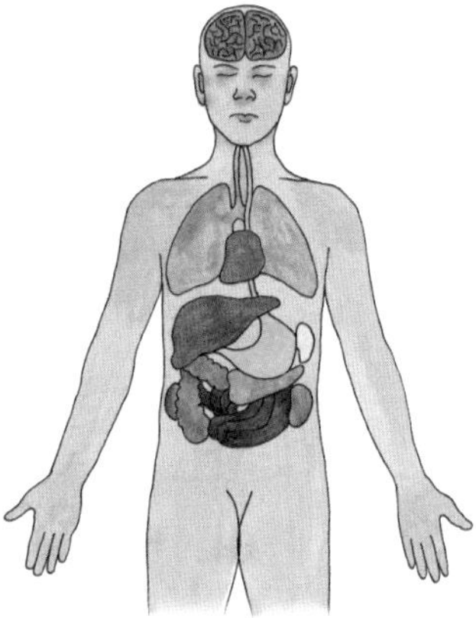

腹侧迷走神经

迷走神经的两个分支分别通往心脏、肺部和呼吸道。除此之外，迷走神经的腹侧分支还延伸到喉部的肌肉（喉部和咽部），并与面部的运动有关。在图中，红色代表心脏，蓝色代表肺和两个管子——左边是支气管，右边是食道。

背侧迷走神经

除了连接心脏和肺部外，背侧迷走神经的分支还可到达膈下消化器官（除降结肠外）。它连接了胃、肝、胰、脾、升结肠和横结肠。在图中，蓝色代表肺部，红色代表心脏，绿色代表胃，棕色代表肝，灰绿色代表胰腺，深蓝色代表大肠的升结肠和横结肠，黄色代表脾，灰色代表小肠。

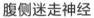

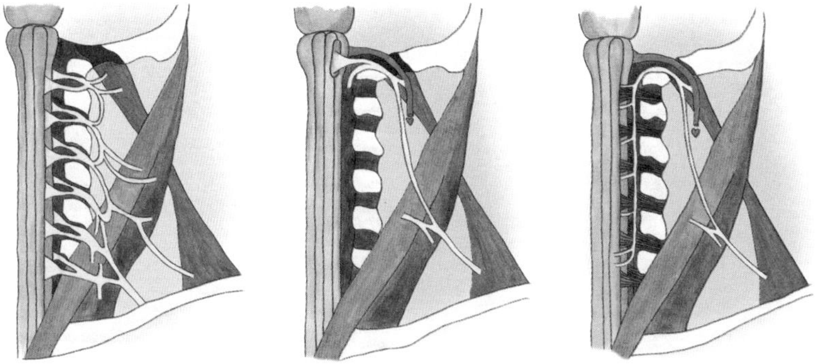

第十一颅神经

这些插图显示了第十一颅神经的不同分支。左边的图显示了起于颈椎的脊髓中的分支，直接到达斜方肌和胸锁乳突肌。中间的图显示的是起于颈椎的脊髓的分支，上行到颅骨，然后通过颈椎孔离开颅骨，然后到达斜方肌和胸锁乳突肌。在右边的图中，该分支始于脑干，通过颈椎孔流出颅骨，然后去到斜方肌和胸锁乳突肌。所有这些神经连接到这两块肌肉的不同纤维束，使颈部的运动更加灵活和精确。

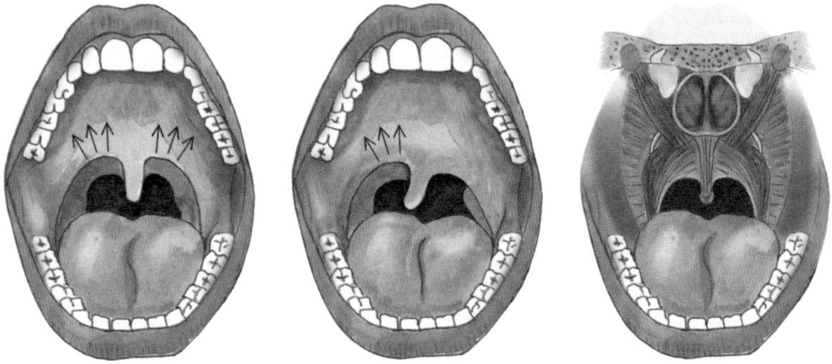

小舌 1　　小舌 2　　小舌 3

要测试迷走神经分支的咽部分支。当我们用叩诊的方式发出“啊—啊—啊—啊”的时候，上腭软腭的上腭肌应该被拉起来。小舌也应同时向上，如“小舌2”（中图）所示。如果像“小舌3”（右图）那样，仅在单侧上行，则说明腹侧迷走神经的咽部分支存在功能障碍，无法实现两侧同步提升。

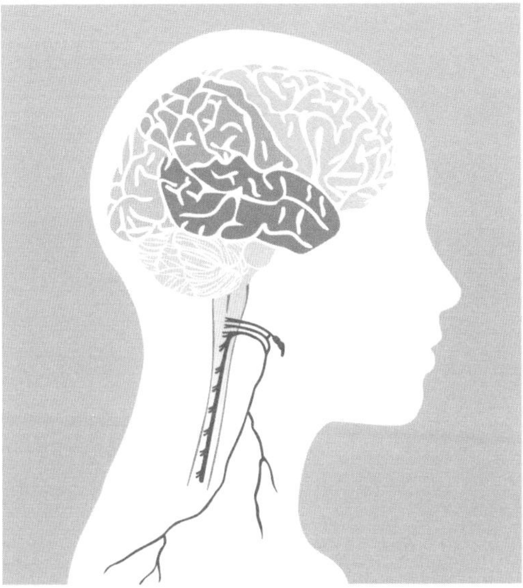

中枢神经系统

在这幅图中，我们可以看到中枢神经系统的图示，显示了大脑、脑干（脑干是大脑下半部分的狭窄部分，一直延伸到身体里的脊髓），以及始于脑干的五条颅神经中的一条。

十二条颅神经均起源于脑下（底）面或脑干。我们特别感兴趣的是第五、七、九、十、十一颅神经。因为只有这五条神经正常运作，我们才能够开展正常的社交活动。而这些颅神经需要充足的血液供应，才能正常运作。椎体、轴线或其他颈椎的循环会减少脑干的血液供应，导致这些颅神经的功能障碍。

第十一颅神经是社交活动所需的五条神经之一，也支配着斜方肌和胸锁乳突肌的正常运作。

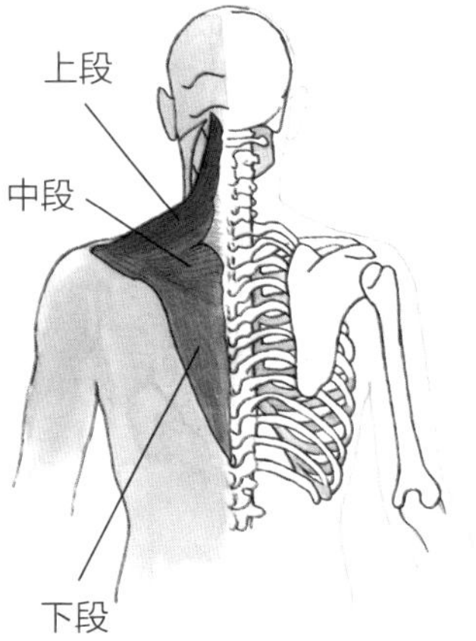

斜方肌

斜方肌有三个部分：上段（图中为暗红色）、中段（红色）和下段（紫色）。

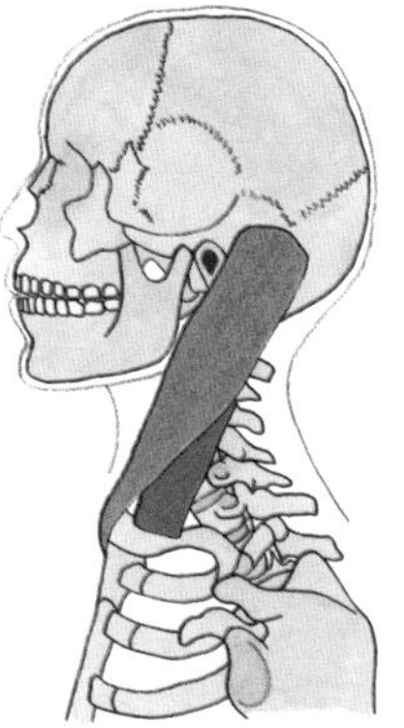

胸锁乳突肌

在这里可以看到胸锁乳突肌的解剖示意图。胸锁乳突肌在颈侧两边各有一块，可以让我们的头向右或向左转。斜方肌和胸锁乳突肌一起工作，使我们能够准确地移动头部，使我们的眼睛、耳朵和鼻孔处在能够从环境中获得重要信息的位置。

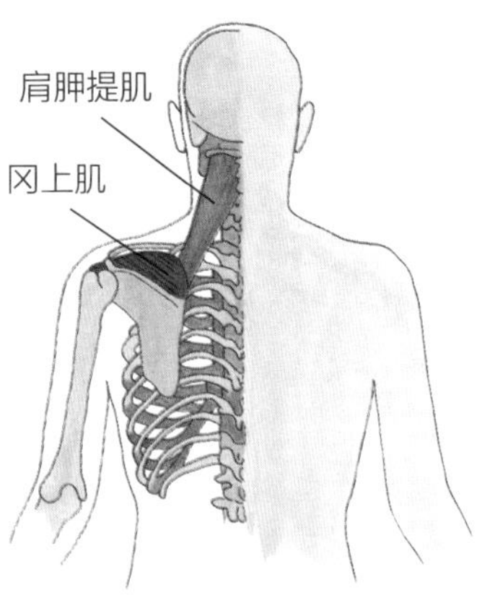

冈上肌

冈上肌位于肩胛骨顶部。

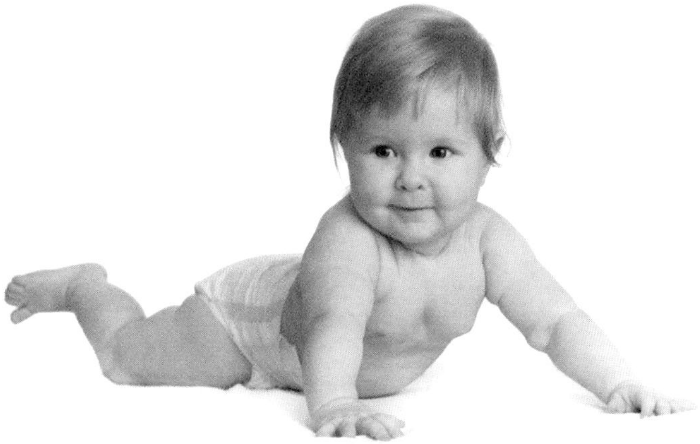

婴儿俯卧

当婴儿俯卧时，他首先做的一个动作就是抬起头，抬头会让斜方肌的三个部分都绷紧。收紧其上层的斜方肌的纤维会让宝宝的头向后仰起；收紧中层斜方肌的纤维会将肩胛骨拉到一起，并使宝宝的手臂稳定下来，使手臂能够支撑起身体的重量；而收紧下端的斜方肌则可以让宝宝的整个脊柱拱起。

在照片中，你可以看到宝宝的头部被抬起并向后仰。背部的肩胛骨被拉拢在一起。整个脊柱的长度呈反弓形拱起。然后，当宝宝抬起头后，再加上胸锁乳突肌的活动，使头部旋转。斜方肌和胸锁乳突肌的共同作用，使其能够移动头部，并将视觉、嗅觉和听觉集中在前方任何感兴趣的物体上。

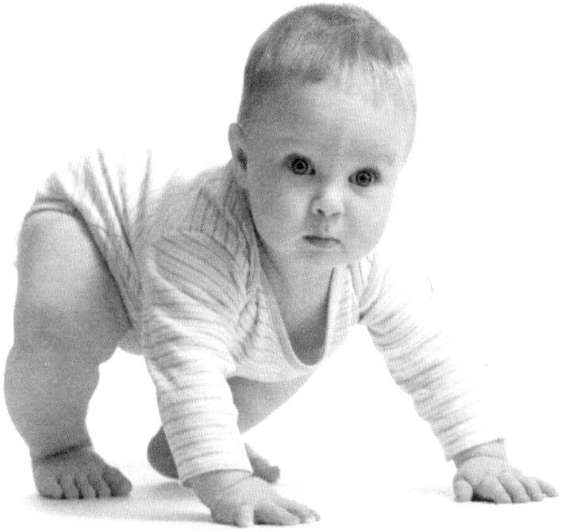

婴儿四肢着地

当宝宝手脚并用地爬起来的时候，上、中、下三部分的斜方肌会继续收紧，就像俯卧姿势抬起头一样。

然而，当宝宝双腿站立时，这种肌肉的运动就发生了巨大的变化。上部的斜方肌不再像婴儿四肢爬行时那样将头向上和向后拉起。

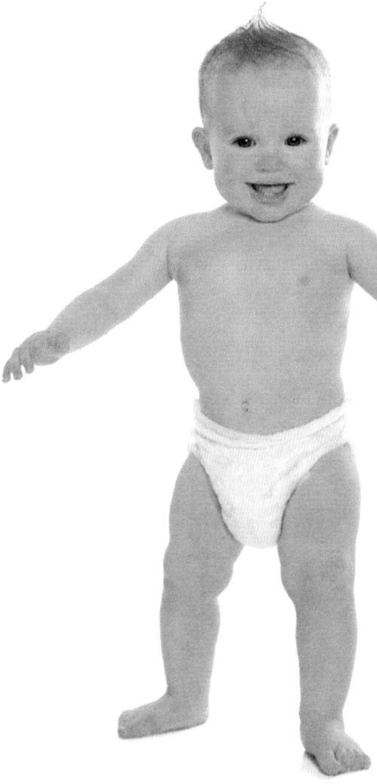

婴儿站立

如果头部与身体的关系与四肢着地时一样，则站姿时头部会旋转九十度，脸部直视天空。但是，站着的时候，头部扭转到正视前方。因此，与俯卧或四肢着地爬行相比，站立时上半身的张力要小得多。头部前倾的姿态是因为斜方肌上部肌肉太松弛而不是太紧张。随着年龄的增加，斜方肌会变得越来越松弛，头部会越发前倾。

本书第二部分中的斜方肌扭转练习，可以帮助头部恢复到更好的状态，因为这个练习能刺激到斜方肌所有三个部位的肌肉。

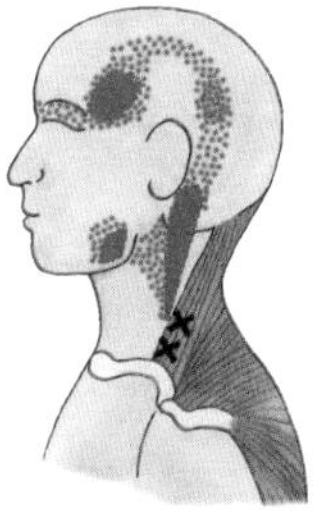

头痛模式 1

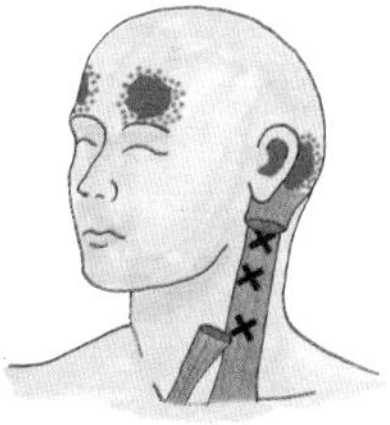

头痛模式 2

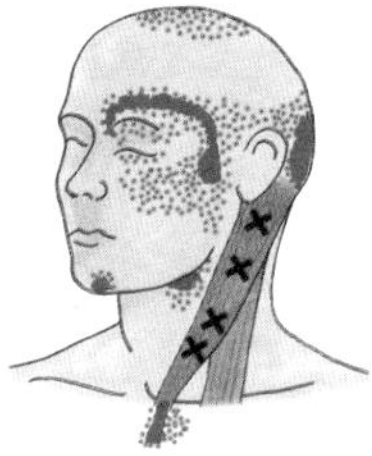

头痛模式 3

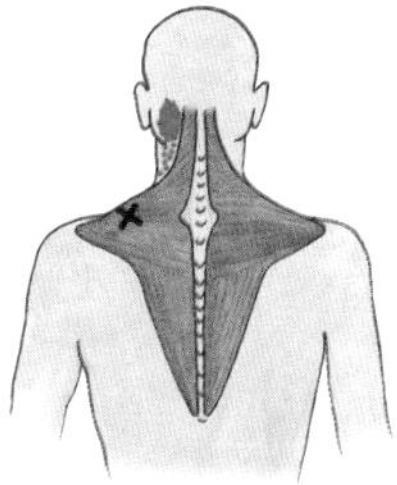

头痛模式 4

基于我个人多年来在诊所的诊疗经验，我认为大多数的头痛，诱发原因都是斜方肌和肩胛提肌的功能失调引起的偏头痛，即第十一颅神经的功能失调，这或许与医学界普遍接受的观点恰好相反。

偏头痛属于张力性头痛，分为四个类型，每一种的诱因都是胸锁乳突肌或斜方肌的不同紧张模式引起。如果你存在偏头痛，可对应上面的图示，查看自己的疼痛模式（红色）属于哪一种。

因为所有这些部位的肌肉是由第十一颅神经支配的，因此，治疗偏头痛的第一步，是进行基础练习（详见本书第二部分），恢复第十一颅神经的正常功能。然后找到适当的激痛点，每个激痛点用×标记，按摩几分钟，直到感觉到头痛缓解为止。

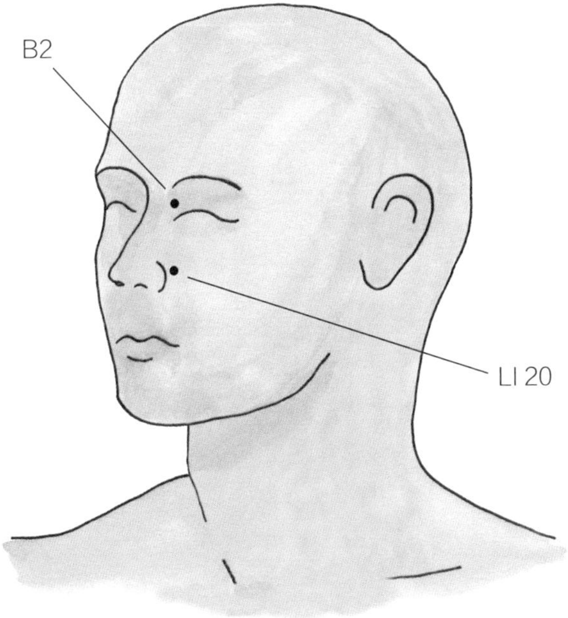

穴位

按摩第五和第七颅神经有助于实现面部自然提升的穴位，即LI 20（两侧鼻孔上方的大肠经穴）、B2（眉毛内侧）。

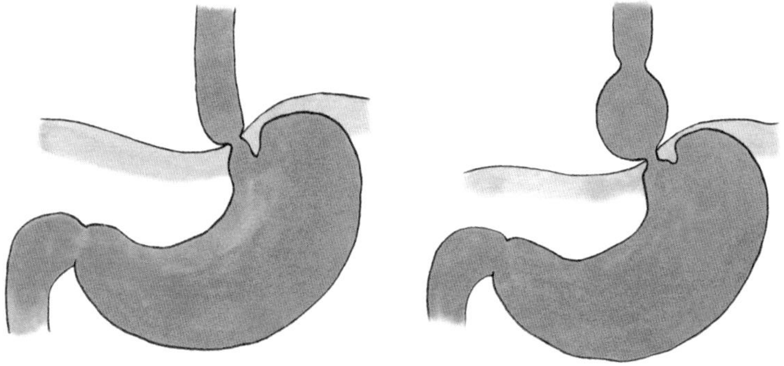

胃1　　胃2

正常情况下，胃应该在腹部下方，远低于呼吸横膈膜。食道是一条从咽部（咽部后部）到胃的肌肉管，通过呼吸横膈膜上的一个开口（间隙）进入胃。当我们吞咽时，食道将食物从咽喉输送到胃里。

“胃2”图显示的是食道裂孔症。食道的上三分之一是由食道内侧迷走神经支配的。如果腹侧迷走神经功能失调，食道就会缩短，将胃拉到膈肌底部，形成食道裂孔症。部分胃部甚至可能被拉到胸腔内。这就干扰了膈肌的正常功能，导致其在吸气时不能正常下降。

几乎所有来我诊所就诊的慢性阻塞性肺疾病患者中，都存在背侧迷走神经失调的状态，同时也发现了食道裂孔症。

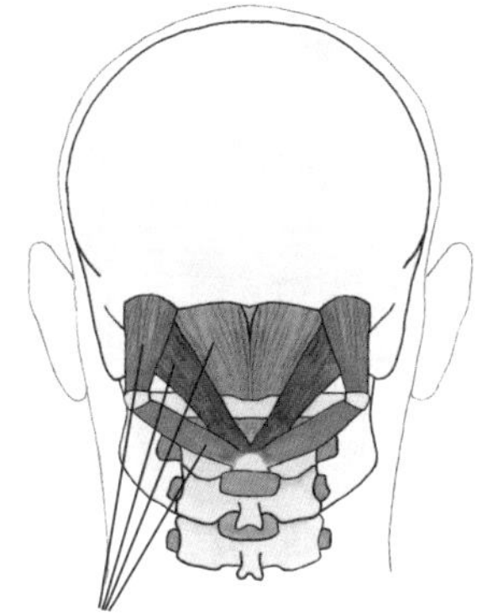

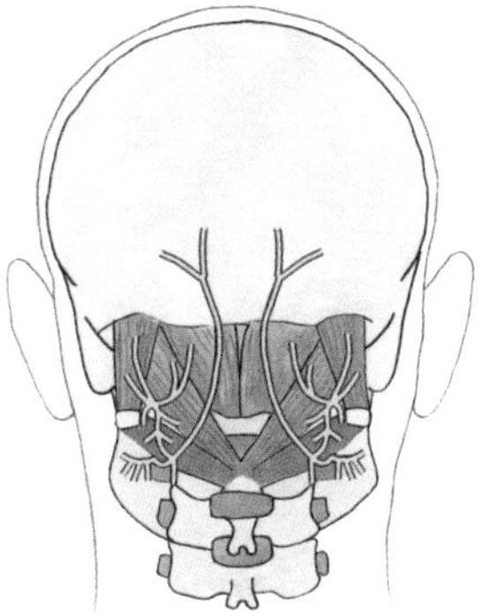

枕骨下肌肉

枕骨下三角肌的四对肌肉均位于颅底的枕骨下方。枕骨下三角区是由其中三对肌肉构成的颈部区域：后大直角肌（上、内侧）；上斜角肌（上、外侧）；下斜角肌（下、外侧）。

斜方肌和胸锁乳突肌负责控制头颈部的大体运动，而枕骨下肌则可以对这些运动进行更精细的控制。

枕下神经

枕骨下肌是由枕下神经控制的，枕下神经经过枕骨下三角肌，并连接到枕骨下肌。

利用基础练习中的轻柔技巧，我们可以平衡这些肌肉的张力。然后，骨骼就可以相应地调整到更好的位置，让更多的血液流经椎动脉。通常情况下，练习不仅能够瞬间改善骨骼的位置，而且腹侧迷走神经的功能也会得到改善。

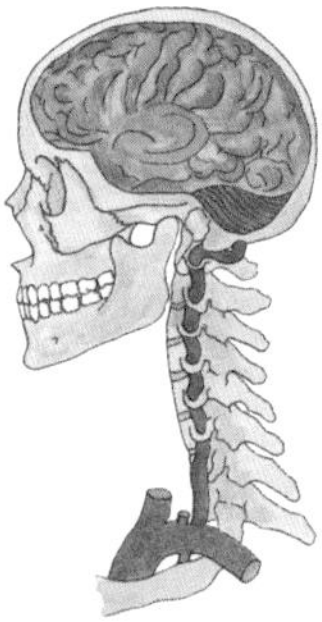

椎动脉

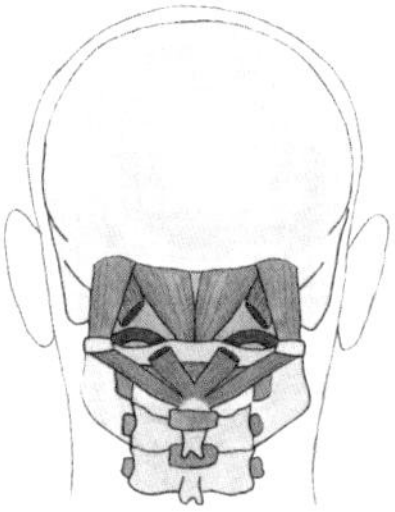

枕下肌与椎体

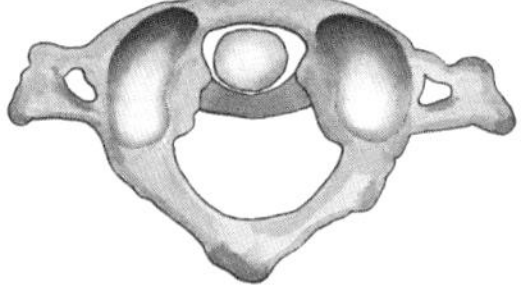

寰椎

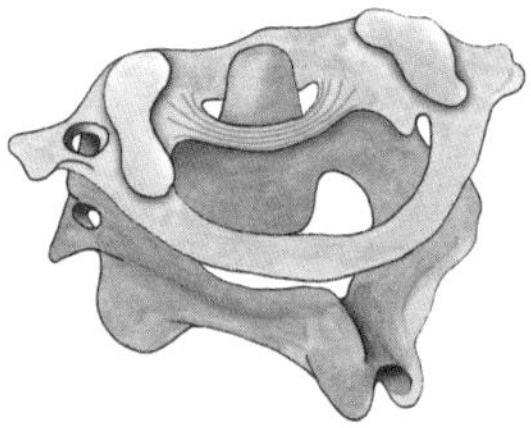

脊椎和寰椎

枕骨下三角肌在稳定颈部和头部时起着至关重要的作用。主要是通过稳定头颅在寰椎（颈椎的上端，或称C1）和脊椎的上颈椎（即第二椎体，C2）来发挥作用。

枕骨下三角肌的肌肉紧张会使枕骨、上颈椎（C1）和第二椎体（C2）偏离彼此之间的最佳位置。枕骨下三角肌的收紧和不平衡也会对枕骨下三角肌的神经和血管造成压力。

椎动脉（红色）在通往脑干的过程中，会经过枕骨下三角肌之间，所以这些肌肉的紧张也会减少脑干的血流量。

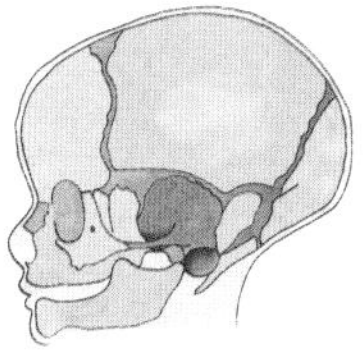

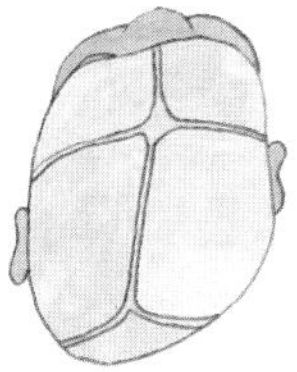

扁平头婴儿颅骨（侧面）　扁平头婴儿颅骨（头顶俯视图）

后脑勺扁平是由于头部一侧的胸锁乳突肌长期处于紧张状态而引起的，最常见的是右侧扁平。这种张力很可能是由第十一颅神经的功能障碍引起的。

颅骨总共有8块骨头，面部有14块骨头。出生时，骨骼还没有钙化，骨缝处还没有长合并钙化。它们由坚韧的片状弹性结缔组织连接在一起。这些骨骼的弹性，以及它们之间的结缔组织的弹性，在分娩过程中非常重要。颅骨在顺着并不笔直的产道行进的过程中，会受到巨大的压力挤压而变形。颅骨的弹性使其在通过这条不规则形状的产道时可以改变形状并确保婴儿的顺利出生。

出生后，颈部的肌肉和颅内的液体的力量，开始使婴儿的头颅变得更加对称和圆润。然而，胸锁乳突肌的长期不正常牵拉，足以使颅骨内的骨骼相互之间的位置失衡，并导致颅骨形状的不正常变化。

后脑勺的扁平，会影响到大脑的血液供应，导致有些部位的血液供应量过大，而其他部位的血液供应量减少。自从我注意到后脑勺的形状后，我发现每一个自闭症患者或多动症患者的后脑勺都是平的。图中的“扁平头婴儿颅骨（头顶俯视图）”展示了一种严重的头盖骨变形的情况，而且通常是由胸锁乳突肌过紧造成的。

通过释放一侧胸锁乳突肌的慢性张力，可以减轻婴儿的颅骨变形情况。即使是被认定为颅骨愈合且硬化的成年人，也可以通过释放胸锁乳突肌的慢性张力来减轻颅骨变形的情况。无论年龄大小，通过肌肉的训练，都能把扁平的后脑勺拉回圆润的状态，这的确会让人感到惊讶。

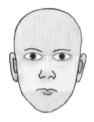

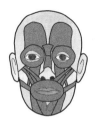

脸部表情范围　　　　**脸部肌肉分布**

我们很多人的脸部肌肉没有太多运动。脸部肌肉的运动可以是自发的，也可以是有意识的，比如，当我们在拍照时微笑。

面部表情的自发变化，尤其是当一个人直视另一个人时，是社会交往的一种表现。这些微小的变化以每秒数次的速度发生。个别表情变化太快了，我们无法注意到，但我们可以看出其脸上是有生命力的。

当一个人在社交时，自发的面部动作发生在眼睛的中间部分和嘴唇之间画的一条线之间的区域（如“脸部表情范围”示意图所示）。